口腔住院医师专科技术图解丛书

总主编　樊明文　葛立宏　葛林虎

微创牙体修复技术图解

主　编　杨雪超　江千舟

编　者（以姓氏笔画为序）

韦婉荃（广州医科大学口腔医学院）　　杨雪超（广州医科大学口腔医学院）

王伟东（广州医科大学口腔医学院）　　何丰鹏（广州医科大学口腔医学院）

孙菁菁（广州医科大学口腔医学院）　　何纪文（广州医科大学口腔医学院）

闫　亮（广州医科大学口腔医学院）　　陈　斌（广州医科大学口腔医学院）

江千舟（广州医科大学口腔医学院）　　赵世勇（广州医科大学口腔医学院）

吕孝帅（广州医科大学口腔医学院）　　魏　珍（广州医科大学口腔医学院）

特邀编者　J. E. Frencken（荷兰奈梅京大学牙学院）　　Chun-Hung Chu（香港大学牙学院）
　　　　　包旭东（北京大学口腔医学院）

人民卫生出版社

图书在版编目（CIP）数据

微创牙体修复技术图解 / 杨雪超，江千舟主编 . —北京：人民卫生出版社，2016

（口腔住院医师专科技术图解丛书）

ISBN 978-7-117-21794-1

Ⅰ. ①微… Ⅱ. ①杨… ②江… Ⅲ. ①牙体 – 修复术 – 图解 Ⅳ. ①R781.05-64

中国版本图书馆 CIP 数据核字（2016）第 014682 号

| 人卫社官网 | www.pmph.com | 出版物查询，在线购书 |
| 人卫医学网 | www.ipmph.com | 医学考试辅导，医学数据库服务，医学教育资源，大众健康资讯 |

口腔住院医师专科技术图解丛书

微创牙体修复技术图解

主　　编：杨雪超　江千舟
出版发行：人民卫生出版社（中继线 010-59780011）
地　　址：北京市朝阳区潘家园南里 19 号
邮　　编：100021
E - mail：pmph @ pmph.com
购书热线：010-59787592　010-59787584　010-65264830
印　　刷：北京汇林印务有限公司
经　　销：新华书店
开　　本：787 × 1092　1/16　印张：8
字　　数：189 千字
版　　次：2016 年 2 月第 1 版　2017 年 1 月第 1 版第 2 次印刷
标准书号：ISBN 978-7-117-21794-1/R·21795
定　　价：58.00 元
打击盗版举报电话：010-59787491　E-mail：WQ @ pmph.com
（凡属印装质量问题请与本社市场营销中心联系退换）

口腔住院医师专科技术图解丛书

总　主　编　樊明文（武汉大学口腔医学院）

葛立宏（北京大学口腔医学院）

葛林虎（广州医科大学口腔医学院）

各分册主编（以姓氏笔画为序）

王丽萍（广州医科大学口腔医学院）

朴正国（广州医科大学口腔医学院）

江千舟（广州医科大学口腔医学院）

李成章（武汉大学口腔医学院）

杨雪超（广州医科大学口腔医学院）

张清彬（广州医科大学口腔医学院）

陈建明（广州医科大学口腔医学院）

周　刚（武汉大学口腔医学院）

郭吕华（广州医科大学口腔医学院）

曾素娟（广州医科大学口腔医学院）

张　倩（广州医科大学口腔医学院）

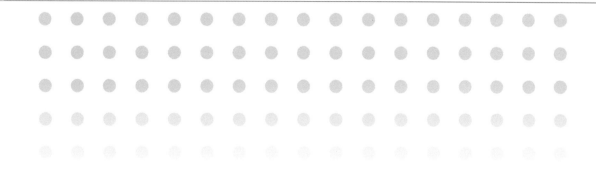

丛书总主编简介

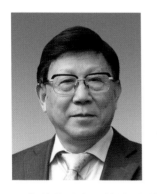

樊明文

武汉大学口腔医学院名誉院长、教授、博导。2013年被台湾中山医学大学授予名誉博士学位。享受国家级政府特殊津贴;国家级有突出贡献专家;国家级教学名师,"中国医师奖"获得者。兼任中华口腔医学会名誉会长、全国高等学校口腔医学专业教材评审委员会顾问、《口腔医学研究杂志》主编等职务。

多年来主要从事龋病、牙髓病的基础和临床研究。共发表论文200余篇,其中SCI收录第一作者或通讯作者论文70篇。2009年获国家科技进步二等奖;主持国家、省、市级科研项目15项,主编专著近20部。培养博士63名,硕士90名,其中指导的两篇博士研究生论文获2005年度全国优秀博士学位论文及2007年度湖北省优秀博士论文。

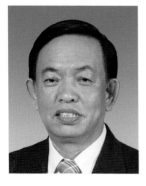

葛立宏

北京大学口腔医学院主任医师、教授、博士研究生导师。中华口腔医学会儿童口腔医学专业委员会前任主任委员,中华口腔医学会镇静镇痛专家组组长,北京市健康教育协会口腔医学专业委员会主任委员,国际儿童牙科学会(IAPD)理事,亚洲儿童口腔医学会(PDAA)理事,亚洲牙齿外伤学会(AADT)副会长。《国际儿童牙科杂志》(JIPD)编委,《美国牙医学会杂志》(中文版)等5本中文杂志编委。国际牙医学院院士,香港牙科学院荣誉院士。

国家级精品课程负责人(儿童口腔医学),国家级临床重点专科"儿童口腔医学"学科带头人,全国统编教材《儿童口腔医学》第4版主编,第2版北京大学长学制教材《儿童口腔医学》主编,北京大学医学部教学名师。近年来在国内外杂志发表学术论文82篇,主编主译著作7部、参编著作8部,主持国家自然科学基金等科研项目13项。指导培养已毕业博士27名,硕士14名。

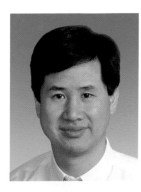

葛林虎

　　现任广州医科大学附属口腔医院院长。教授,主任医师,博士,硕士研究生导师。兼任广州市 3D 打印技术产业联盟副理事长、广东省保健协会口腔保健专业委员会第一届名誉主任委员、广东省口腔医师协会第一届理事会副会长、中华医院管理协会理事会理事,广东省口腔医学会第三届理事会理事、广东省医院协会口腔医疗管理分会副主任委员。担任《口腔医学研究》副主编,《中国现代医学杂志》、《中国内镜杂志》、《中国医学工程杂志》副主编;曾获得恩德思医学科学"心胸血管外科专业杰出成就奖"和"内镜微创名医奖"。

丛书总序

广州医科大学口腔医学院是一所年轻的院校。自创办至今,不足十个年头。10年时间,仅仅是人类历史长河中的一瞬,但作为一所新兴院校,却走过了一段艰难的历程。

办院伊始,一群年轻的学者和有识之士,聚集在当时广州医学院口腔医院的大旗下,排除万难,艰苦创业。随后一批批院校毕业生怀着创业的梦想,奔赴广州。此时他们深深感到,要培养出合格的人才,必须要有一批好教师,而要做一名好教师,首先应该做一个好医生。此时他们迫切感受到需要有一套既具体又实用的临床指导丛书,以帮助年轻医生提高临床专业水平。只有让他们首先完善了自我,才能更好地培训下一代青年。

在这种情况下,由院长葛林虎教授倡议,集中该校的精英力量,并学习足球俱乐部经验,适当聘请一些外援,编写一整套临床专业指导丛书,以指导青年医师学习,同时也可供高年级学生和临床研究生参考。

为了编好这套丛书,武汉大学樊明文教授、北京大学葛立宏教授和广州医科大学葛林虎教授共同精心策划,确定了编写一套"口腔住院医师专科技术图解丛书",其内容涉及牙体牙髓科、口腔修复科、口腔外科门诊、口腔黏膜科、牙周科、儿童口腔科、种植科、正畸科等各专业共 11 本。

全套书的编写要求以实体拍摄照片为主,制图为辅。力争做到每个临床操作步骤清晰,层次清楚,适当给予文字说明,让其具有可读性、可操作性,使读者容易上手。

为了保证图书质量,特邀请武汉大学牙周科李成章教授、黏膜科周刚教授客串编写了丛书中的两本,图文并茂,写作严谨,易懂易学。整套丛书在写作过程中得到了国内外许多同行的支持和帮助。

为了进一步提高图书的质量,以便再版时更正和补充,我们诚恳地希望各位读者、专家提出宝贵意见。

书成之日,再次感谢参加编写该系列丛书的专家和同仁,希望这套丛书对提高大家的临床技术能起到一些辅助作用。

樊明文　葛立宏　葛林虎

2016 年 1 月

前　言

　　微创牙体修复,有别于传统的 G. V. Black 洞型预备后用银汞合金或树脂材料修复牙体缺损的模式,突出强调最小限度介入理念,最大限度地减少对牙体结构的破坏,是一类治疗技术、防治方法的统称。

　　随着牙体修复技术的不断进步,比如含氟牙膏的推广使用、口腔卫生知识的普及、氟保护漆、氟离子导入技术、窝沟封闭、化学机械去龋以及龋病非创伤性修复治疗技术的推广应用等,临床对于龋病及根管治疗后缺损牙体组织的治疗和修复有了新的理念,其中 ART 技术、化学机械去龋技术、微创窝洞预备技术、窝沟封闭技术等是应用较多的龋病微创治疗技术。临床根管治疗后,传统技术多采用全冠修复以避免牙体折裂以及恢复咬合功能。随着人们对修复美学和安全性要求的提高,随着技术与材料的发展与进步,新观念认为修复方式的选择可以更加多样化,要始终以减少对正常组织的损伤与破坏为追求。伴随着数字化技术在口腔领域应用的深化,计算机辅助设计 / 辅助制作(CAD/CAM)结合高强度、高生物相容性、高美观性的全瓷材料,使根管治疗后患牙椅旁即刻全瓷修复在临床上得以实现,引领着牙体修复技术进入数字化时代。

　　本图谱通过收集近 500 幅临床照片,以按图索骥的形式较为系统地介绍微创牙体修复的主要技术、方法及操作流程,图谱形象直观,简洁易懂,利于初学者特别是规培医师了解掌握。

　　书中大部分病例来源于广州医科大学口腔医学院牙体牙髓科、数字化口腔医疗中心,是全体医护人员共同的心血结晶,特别感谢王伟东医师、陈斌医师、赵世勇医师、何纪文医师、吕孝帅医师为本书编写付出的辛勤劳动。同时,为了使本书内容更为丰满翔实,本书特别邀请了荷兰奈梅京大学牙学院 J. E. Frencken 教授、香港大学牙学院 Chun-Hung Chu 教授、北京大学口腔医学院包旭东博士参加本书的编写,特别感谢他们毫无保留地将自己多年宝贵的临床经验与大家分享。

　　为了进一步提高本书的质量,以供再版时修改,因而诚恳地希望各位读者、专家提出宝贵意见。

杨雪超　江千舟
2016 年 1 月于广州

目　录

第一章
微创牙体修复技术发展简介

传统的龋病处理方法是在龋损的后期阶段检查和 G. V. Black 洞型预备后用银汞合金或树脂材料修复。然而,传统的治疗方法并不能终止疾病进程,换句话说,是牙体龋损修复不能"治愈"龋病,传统的视龋损为"洞"而反复充填的观念使得牙科医师为了追求美学修复效果而倾向于采取大量破坏牙体组织的修复方式。随着医患双方对龋损形成过程以及对美学修复认识的不断深入,扭转龋病进程、尽量减小修复带来的损伤的观念使得微创美容牙科(minimally invasive cosmetic dentistry,MICD)应运而生。

一、微创美容牙科的理念

对美学的认知是主观的,并受到个人信仰、潮流、时尚、媒体输出的巨大影响,用一个普遍通用的定义是不可取的,2009 年尼泊尔美容牙科及南亚美容牙科协会主席 Sushil koirala 先生提出了微创美容牙科的概念,以最小限度的损伤赢得最高限度的美学效果。MICD 是一个整体治疗方案,综合了微创治疗技术与美容牙科,以增进笑容的同时顾虑到患者的心理、健康、功能性和美观性。

二、微创美容牙科的重要内容

1. 运用先进的技术与理念,实现疾患的早期诊断,以期之后的微创治疗。
2. 充分了解患者的美学诉求,设计笑容并考虑患者的心理、健康、修复体的功能性和美观性。
3. 在治疗过程中采取"无伤害"策略,最大可能地保留健康口腔组织。
4. 选择恰当的牙科材料和器械支持微创治疗方案。
5. 鼓励医师与患者保持紧密的联系,实现定期维护,及时修复,严格评估。

三、MICD 与传统外科修复的区别

龋损形成过程中菌斑是关键因素,一旦龋损形成,没有临床干预菌斑常无法控制,如何最好地临床干预及备洞是牙科医师每天都遇到的难题。传统的外科手术、银汞合金充填备洞需要对牙体进行预防性扩展,去除邻近未龋坏组织以限制龋损发展至邻近区域。然而,切削釉质至牙本质就削弱了釉质与根尖的连接,使得牙齿在咀嚼时移位,根尖移位会进一步损伤牙体组织,因为

髓腔宽度会随之增加从而削弱牙体强度,行使功能状态下的牙齿微移会随着时间推移导致牙体裂纹扩展,最终牙根折断,之后需要更多的激进式修复甚至牙体脱落。

龋病并非仅仅是牙体脱矿,而是一个因生物膜与牙界面生态和化学失衡而导致反复脱矿的过程,MICD 采用了生物学方法以最大限度地发挥牙体的愈合潜能。MICD 分为三大步骤:①认知:评估患者龋损风险,了解患者的生活方式、性格及诉求;②治疗:微创牙体治疗协定旨在预防性阻断、恢复健康、保留正常口腔软硬组织结构及功能,由于治疗的复杂性,采用多学科综合治疗方案;③治疗后鼓励患者定期复查、维护。

四、MICD 修复技术

Buonocore 在 20 世纪 50~60 年代提出了酸蚀技术,给牙科临床操作带来了巨大改变,不再单一地为银汞充填进行牙体预备;伴随 Simonsen 在 20 世纪 70 年代提出"预防性树脂修复(preventive resin restoration,PRR)",20 世纪 80 年代出现的"非创伤性树脂充填(atraumatic restorative treatment,ART)",微创治疗的概念被引入医学领域。MICD 强调最小限度介入的理念,如含氟牙膏、窝沟封闭、化学机械去龋、龋病非创伤性修复治疗技术等有效防治龋损;预防性树脂修复、无创修复治疗技术、化学机械技术、微创窝洞预备技术、窝沟封闭技术等是应用较多的龋病微创治疗技术。同时,粘接修复材料的使用及修复材料和器械的不断发展,可最少地去除牙体结构,不再严格遵循传统的"预防性扩展"原则。微创预备技术涉及许多切割技术:

1. 化学机械方法　机械手动器械可便利地去除软龋,并且不影响未龋坏的组织,目前最有效的是用一种名为伢典(carisolv)的化学凝胶进行化学 - 机械法治疗龋齿的无痛微创去腐新技术。与牙钻磨牙去龋不同,伢典利用含有活性成分的凝胶滴在龋洞中。活性凝胶可以将龋坏组织软化,然后使用专用的手工工具将软化的龋坏组织轻柔刮除。使用伢典在治疗过程中不需要使用牙钻和局部麻醉,无疼痛、无噪音,患者可以在轻松、友好的环境下接受治疗。

2. 超声牙体预备　它使用的是振动力而不是旋转力,它可以精确地、最少量地切割牙体组织。

3. 空气喷砂　使用了粒径 27.5μm 的氧化铝颗粒流,在空气压力下通过脆性断裂去除牙体组织,与高速器械相比,它产热少、噪音或振动小、不产生微裂,可以用于:切割小的孔隙或微裂,去除树脂或陶瓷修复体,清除和预备牙体表面的残屑及暂时性修复体,小型的Ⅱ类洞及Ⅲ、Ⅳ、Ⅴ类洞型预备,降低牙体的敏感程度。这是一种传统的牙体预备方法,可最大限度地保存健康牙体组织,预备出的窝洞内部线角圆钝,更易于充填,且可分散修复体和牙体组织的内部应力,从而减小了充填体和牙体组织发生折裂的几率,延长了充填体的寿命。

4. 激光　最早用于 20 世纪 80 年代,能有效切除牙体结构,切除硬组织的原理是激光可被水强烈吸收,被吸收的能量使水的温度和压力迅速升高,引起水滴的微爆炸,结果使靶组织被爆裂性地去除,同时龋齿结构比正常牙体结构含水量多,可以快速高效地从激光束的反方向排出牙体微粒。激光的优点是减少了局麻的使用、噪音和振动小、制备的窝洞表面利于粘接修复,但使用激光减少了操作者的触感,与涡轮机相比切削速度较慢。

5. 无创修复治疗技术(ART)　是以手动器械去除软化的龋坏组织,然后用粘接性修复材料(玻璃离子 GIC、复合树脂、牙本质粘接剂)充填早期龋洞,同时使用相同材料完成同一牙齿的窝沟封闭。它能通过 GIC 材料的释氟特性和 GIC 窝沟封闭结合使用降低牙齿对龋病的易感性。牙齿的脱矿作用可以通过氟的使用促进再矿化,封闭剂又作用于龋病的好发部位,即牙齿的窝沟点隙,提供一个抵御酸侵蚀的物理屏障。

早期釉质龋牙齿表面近似完整,但表层下已发生脱矿形成孔隙,致龋酸可通过孔隙向釉质深层渗入,加速组织脱矿,从而使釉质显示为白垩色斑块或斑点,无光泽。1975 年,Davila 等首次通过实验证明流动材料可渗透到晶体间的孔隙,填满釉柱间隙,封闭龋损进展通道,阻止釉质进一步脱矿,终止龋病进展,因此提出渗透方法治疗早期龋的理念,这是一种采用生物学方法治疗龋病的微创牙科治疗方法。渗透方法治疗早期釉质龋的重点是选择合适的渗透材料。最早应用的渗透材料是粘接剂,与粘接剂相比,渗透树脂具有高渗透性系数、低黏性、低接触角和高表面张力,能通过釉质表面孔隙渗透到脱矿层内,而粘接剂只是在脱矿釉质表层形成保护膜。釉质龋外观为白垩色,原因是釉质晶体溶解后出现孔隙,水或空气进入孔隙,由于折光率的不同,表现为白垩色脱矿区。渗透树脂折光率更加接近釉质的折光率,渗入到釉质晶体孔隙处封闭孔隙,使龋损部位与正常釉质的色差缩小,达到恢复美观的效果。目前市场上具有代表性的渗透树脂为 ICON 渗透树脂。目前已有临床报道 ICON 渗透树脂治疗早期釉质龋,发现渗透树脂均可覆盖白垩色斑块,使龋损部位颜色与正常釉质颜色高度相似,提高美观性。

对于已经形成龋洞的患者,不管窝洞的范围如何,只需要去除感染的、降解的和塌陷的釉质和牙本质,并获得足够的手术入路即可。窝洞边缘的脱矿釉质与窝洞底部的脱矿牙本质可以通过再矿化而得以保留。同时,采用粘接性修复材料充填时,因其下方有充填物支持,因此无需去除无基釉。在任何特定的区域,咬合应力和磨损因素均予以考虑,但应尽可能多地保留原有的牙体组织。

微创窝洞预备的基本原则可归纳为:①从器械可到达的表面去除现有的釉质龋;②获得从釉质进入本质龋的通路;③去除牙本质龋;④只去除明显龋损的、无支持的和折断的釉质;⑤避免尖锐的内部线角的形成;⑥排除额外的物理抗力形成的需要;⑦尽可能地保留健康牙体组织。

微创窝洞预备方法主要包括:

1. 隧道和内向式窝洞预备　发生邻面龋的患牙,当龋损位于边缘嵴龈方 2.5mm 以上时,可从牙咬合面边缘窝斜行进入去腐制洞,保持患牙边缘嵴的完整,称为隧道式窝洞预备(tunnel preparation),需小心去除龋洞周边的脆弱釉质,保留龋损周围的脱矿釉质。如果邻面龋损附近的釉质发生脱矿,但未形成龋洞,则无需去除釉质,此时的预备方式称为内向式窝洞预备(internal preparation),也可称为"局部隧道"、"盲隧道"和"I 类隧道"。与传统的 II 类洞预备比较,隧道预备技术更具保存性,特别是边缘嵴得以保存,较好地保持了患牙的强度,极少发生对邻牙的医源性损伤,保留了正常的牙邻面接触区,同时减少了邻面悬突的发生。

2. 微型箱洞修复(minibox restorations)　又称狭槽式窝洞预备(slot preparation)。这种方法主要用于邻面龋损距离边缘嵴较近的病例。操作时应选用一细小的金刚砂裂钻从牙咬合面外展隙小心地去除腐质,同时尽可能保存边缘嵴的完整,窝洞边缘至健康牙体组织为止。若龋损未侵及牙咬合面,则洞缘不要扩展至牙咬合面。窝洞的最终外形一般呈盒状或碟形,盒装形线角清晰,碟状形外形圆钝,用玻璃离子粘固剂或复合树脂充填即可。这种方法在大多数情况下可保持相邻牙之间的正常邻接关系。

计算机辅助设计(computer aids design,CAD)和计算机辅助制作(computer aids manufacture,CAM)始于 20 世纪 70 年代,随着计算机技术与修复材料的迅速发展,有关该技术的研究越来越多,其在口腔修复中的应用也越来越广。牙科 CAD/CAM 系统避免了传统义齿制作的繁琐过程,患者仅一次就诊就能完成义齿制作全过程,由于主要使用瓷和复合树脂为修复材料,满足了对美观的需要。

总结:

微创牙科发展了几十年,MICD 注重于预防、再矿化、最少的牙科临床干预,减少龋齿发生,综合了牙科学的各个领域,将微创治疗与美容牙科有机结合在了一起,MICD 的应用可以帮助患者获得最佳的牙体健康、功能与美学,用最低的治疗干预获得患者最佳的满意度。

(杨雪超　吕孝帅)

第二章
微创牙体修复常用器械及设备

第一节　放　大　设　备

一、口腔头戴式放大镜

口腔头戴式放大镜配备 ×2.5、×3.5、×4、×6 可更换镜头,可精确调节瞳距,镜片使用镀膜技术,减少反射和增加光的通透性(图 2-1~ 图 2-4)。配备便携式 LED 光源能提供清晰明亮的视野

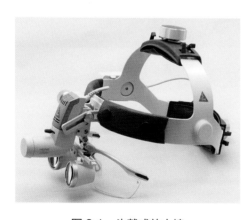

图 2-1　头戴式放大镜

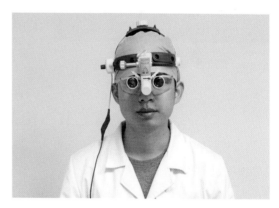

图 2-2　头戴式放大镜(正面照)

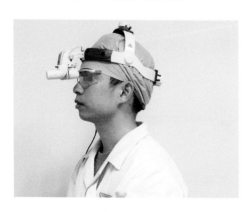

图 2-3　头戴式放大镜(侧面照)

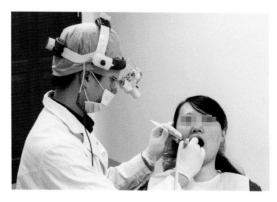

图 2-4　头戴式放大镜(术中照)

并可以高倍率观察,能使微创牙体修复做得至臻完美。头戴式佩戴舒适,长时间佩戴不会疲劳。

二、口腔手术显微镜

口腔手术显微镜基本上是由观察系统、照明系统、支架系统、视频图像采集及数据管理系统4大部分组成(图2-5、图2-6)。①观察系统:由主物镜双目镜筒目镜变倍系统组成;②照明系统:现代高端手术显微镜均采用不含红外成分、热量小的冷光源由导光纤维将光线引至物镜处且配有内、外照明2套系统,两者配合使用可增加视物清晰度与成像立体感;③支架系统:支架也是手术显微镜不可缺少的组成部分,它能够快速灵活地将观察和照明系统移动到需要位置;④视频图像采集及数据管理系统:本系统主要用于手术监视、采集手术视频及图像示教等。

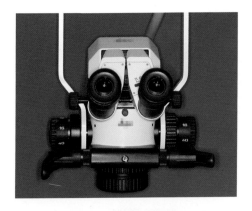

图2-5　口腔手术显微镜

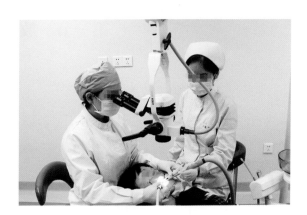

图2-6　术中照

第二节　预备与充填器械

预备与充填器械见图2-7~ 图2-18。

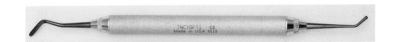

图2-7　用于初步放置和成形(用于Ⅰ、Ⅱ、Ⅲ类洞型)

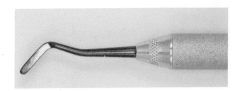

图2-8　窄的桨状头

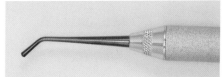

图2-9　小的通用型的圆头

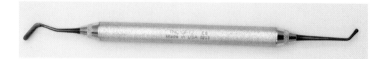

图 2-10　用于最后的放置和成形（用于Ⅰ、Ⅱ、Ⅲ类洞型）

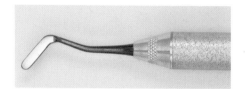

图 2-11　宽的桨状头

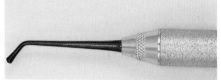

图 2-12　大的通用型圆头

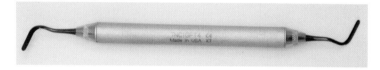

图 2-13　用于后牙、近中面与远中面放置和成形，也用于前牙粘接修复

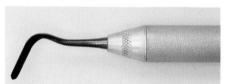

图 2-14　柔韧的、相对外倾的桨设计

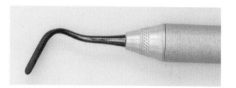

图 2-15　柔韧的、相对外倾的桨设计

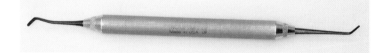

图 2-16　用于细小窝洞或是较小牙（如下前牙）修复

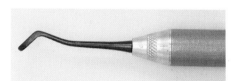

图 2-17　细小的桨型头

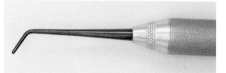

图 2-18　细小的充填头

第三节　修形器械

修形器械见图 2-19~ 图 2-27。

图 2-19　用于唇侧表面修形

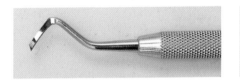

图 2-20　细小的桨型头

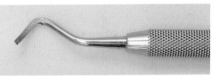

图 2-21　细小的桨型头

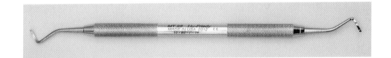

图 2-22　用于后牙邻面修形

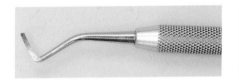

图 2-23　细小的桨型头

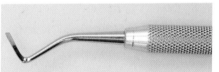

图 2-24　细小的桨型头

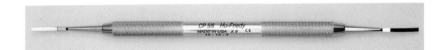

图 2-25　用于前牙洞底的修形

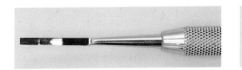

图 2-26　细小的扁平头

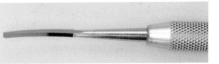

图 2-27　细小的带弧度扁平头

第四节 术野隔离系统

橡皮障系统是主要的术野隔离系统,由橡皮布、模板、打孔器、橡皮障架、橡皮障夹钳及其他辅助材料构成(图 2-28~ 图 2-32)。

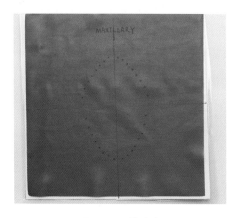

图 2-28 橡皮布

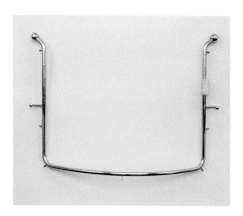

图 2-29 面弓

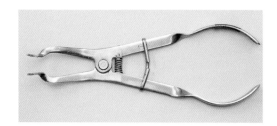

图 2-30 橡皮障夹钳

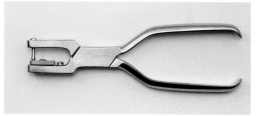

图 2-31 打孔器

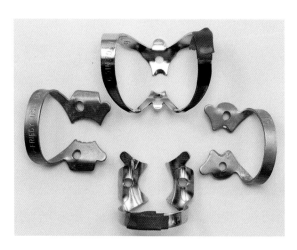

图 2-32 橡皮障夹

使用橡皮障隔离技术的优势：

1. 避免操作过程中意外损伤牙龈、舌、口腔黏膜等软组织；防止患者吸入或吞入细小器械、牙齿残碎片、牙髓清理物、药物或冲洗液；避免药物及冲洗液对口腔黏膜的刺激，为治疗提供安全的保障。

2. 提供干燥、清洁的治疗环境，防止唾液、血液和其他组织液的污染。

3. 可改善操作区域的可视性，减少口镜的雾化，使医师及助手能更清楚地观察操作部位；减少了治疗过程中患者频繁漱口及与医师不必要交谈，节省治疗时间，提高工作效率。

4. 保护医师，避免由接触患者的血液和唾液而引起的感染，避免医源性交叉感染。

5. 完全隔离的操作环境使局部治疗更安全，减轻医师的工作压力。

6. 干燥的环境为粘接充填修复技术提供有利条件。

第五节　激 光 设 备

激光通过光化学效应、热效应、机械效应、电磁效应和生物刺激等（以光热效应为主）改变牙体硬组织的表面结构特性（图 2-33~图 2-36），包括去除表面的玷污层、使羟基磷灰石出现熔融和再结晶、形成多孔的表面形态，减少液体向外流动，使牙本质表面干净、干燥等。这种粗化的表面形态可以增大粘接面积，利于粘接剂的湿润，增强树脂与牙体间的机械嵌合作用。

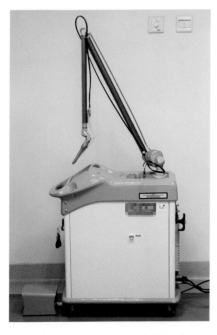

图 2-33　激光治疗仪（侧面照）

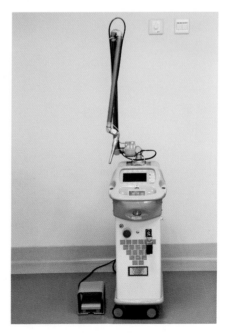

图 2-34　激光治疗仪（正面照）

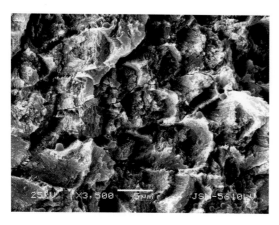
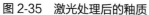

图 2-35　激光处理后的釉质

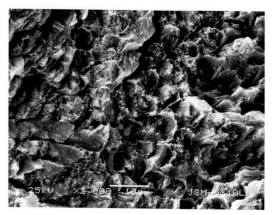

图 2-36　激光处理后的釉质

第六节　CAD/CAM

　　口腔 CAD/CAM 是集光电子技术、微机信息处理及自控机械加工技术的一门口腔修复新工艺(图 2-37~ 图 2-42)。其中,CAD 是指以计算机作为主要技术手段来运用各种数字信息和图形信息,以进行产品的设计;而 CAM 是指由计算机控制的数控加工设备。目前口腔修复使用的 CAD/CAM 系统主要用于完成固定修复,制作嵌体、高嵌体、贴面、全冠、烤瓷冠的基底冠、烤瓷桥的桥体支架等。

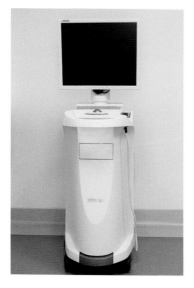

图 2-37　蓝光取像设备

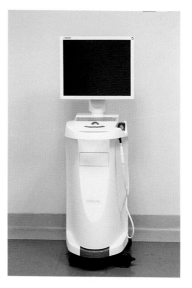

图 2-38　真彩取像设备

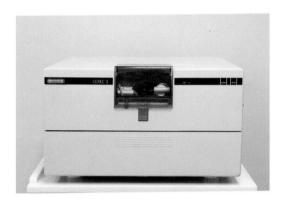

图 2-39 研磨设备

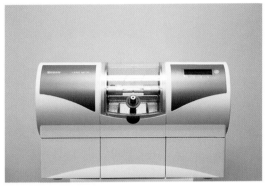

图 2-40 研磨设备

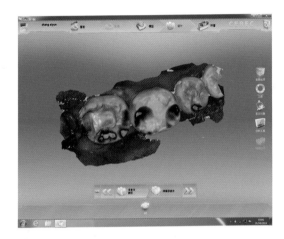

图 2-41 完成 3D 取像

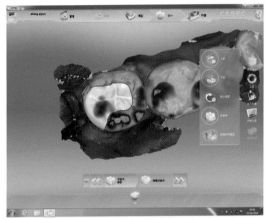

图 2-42 嵌体设计

（江千舟　何丰鹏）

第三章
微创牙体修复技术简介

在口腔内科学中,牙科微创技术(minimal intervention dentistry,MID)常常是相对于传统 G. V. Black 而被提出的。一个世纪前,G. V. Black 提出了窝洞预备的基本洞型,同时他提出平滑面龋可预防性扩展至自洁区。随着龋病研究的不断深入和充填材料的逐渐完善,学者们提出不必做预防性扩展。而后,牙科微创技术也被提出。实际上,牙科微创技术是确保口腔健康的一种理论,因此牙科微创技术不仅仅应用于龋病的控制,牙周病学、口腔修复学、口腔颌面外科学均可适用。

毫无疑问,饮水中加氟对龋病的控制起着重大的意义。而在 1960—1980 年期间,牙菌斑及牙表面生物膜的理论被广泛的接受。因此,使用含氟牙膏和牙刷清除牙菌斑已成为全世界范围内控制龋病发生发展的基石。

在牙科微创理论的发展中,恢复牙齿功能的技术也在不断完善,从银汞合金到复合树脂的修复。后者的出现使牙体组织的破坏减少,保存更多的健康牙齿结构。有学者认为,感染牙本质去除即可,已脱矿的牙本质在密闭的环境下可以再矿化并保持良好的修复功能。

1990 年初,对于龋病的控制已从传统的强调洞型预备逐渐转向侧重于生物性的治疗方法。1995 年召开的国际牙科研究学会(International Association for Dental Research,IADR)更是对牙科微创技术的发展有着非常重要意义,本次大会正式提出了非创伤性修复治疗(atraumatic restorative treatment,ART)这一概念。此后,牙科微创技术的相关理论在不断完善中。

对于龋病,牙科微创技术主要关注于:①早期龋的检测和危险因素的预防;②釉质和牙本质的再矿化;③积极的龋病预防措施;④微创预备;⑤减少通过修复体的使用来恢复牙齿组织。很明显,微创技术不等同于传统的龋损去腐操作。

在早期龋和龋齿的风险性评估中,X 线和探针是一直在使用的方法。光纤反射技术(fibre-optic trans-illumination,FOTI)检测邻面龋的结果也是较可靠的,特别是前磨牙。定量光介导荧光(quantitative light-induced fluorescence,QLF)是基于红外激光来检测脱矿的釉质,不同波长的新体系荧光技术也可以检测早期龋,但 QLF 在临床应用中均有一定局限性。其他如电阻抗技术(electrical impedance)、光热辐射技术(photothermal radiometry)均用来检测龋病的早期发生。

龋齿的风险评估中,应注意的是龋病是动态的、多因素影响所导致的,因此对于龋齿的风险应定义为未来龋病发展的概率。

疾病发展包括原发性疾病(新的龋损)和继发性疾病(病变进展或继发龋)。因此,在龋病中的牙科微创技术,应包括从早期龋的预防如含氟保护剂的涂擦、再矿化液的使用,到渗透树脂的应用,再到牙科微创预备。

根据疾病发展的不同程度,治疗方法也更个性化、具体化,也从无创的预防、治疗最终到有创的治疗方法。不再单纯地进行 G. V. Black 的洞型预备,而是尽可能保留健康的牙体组织;不再单纯地侧重于窝洞的预备,而是提倡要以预防为主的循序渐进的治疗过程,以期逐渐恢复牙齿功能,达到维持口腔健康的目的。

第一节　含氟保护剂的使用

龋病预防措施中首先应从饮食及食用糖替代品开始。同时,使用氟化物也是预防龋齿中较广泛的一种方法。有研究认为:唾液氟含量丰富可将因食物所致的釉质和牙本质的脱矿的水平降低。

氟可通过水、牛奶、盐或局部使用(牙膏、漱口水等)应用于口腔。饮水含氟被认为是一项较好的降低龋病的公共卫生策略,但需要根据地区龋的发生率及季节等及时调整氟的含量,防止出现因饮水含氟导致的氟斑牙等不良结果。

局部使用含氟保护剂主要是作为一种预防措施,在儿童口腔及正畸治疗前都有广泛的使用。作为一种预防龋齿的方法,含氟保护剂的使用同时也应该及时进行口腔卫生宣教,并定期复诊。

使用含氟保护剂的具体方法如下(图 3-1~图 3-6):

涂氟完成后应建议患者 4 小时内不要刷牙或咀嚼食物。作为氟保护剂使用时应 3~6 个月后重复治疗。由于氟化剂可以用于牙本质过敏症,脱敏治疗则需数天内重复治疗。

氟保护剂的剂型包括液体类、凝胶类等。常用的有 2% 氟化物溶液、防龋凝胶、氟保护漆等,在使用过程中也可制作个体托盘,更加适合儿童使用。虽然有研究认为氟化剂的再矿化治疗对于早期龋的长期疗效并不明显;但是氟化剂作为一种预防龋齿的方法,其疗效是被公认的。

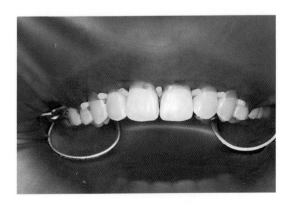

图 3-1　橡皮障隔离唾液

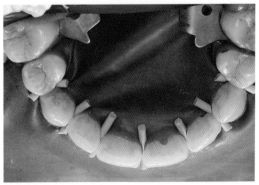

图 3-2　将需要涂氟的区域使用橡皮障隔离唾液。如条件受限,可使用棉卷隔湿患牙,并使用吸唾器及时吸取唾液

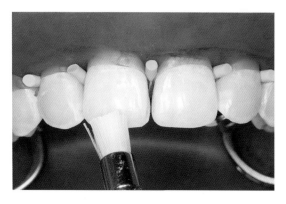

图 3-3　清洁牙面(1)

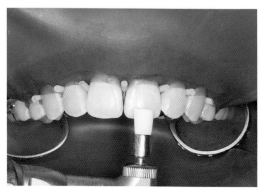

图 3-4　清洁牙面(2)

　　保持牙面的清洁是使用含氟保护剂时必需的一步,如此才能形成更稳定的氟化磷酸钙,防止早期龋形成,特别是对于易患龋的部位。

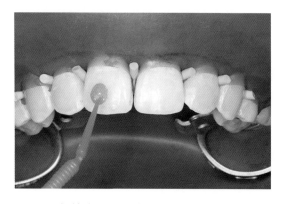

图 3-5　气枪吹干所需涂氟的区域,使用小毛刷将氟保护剂均匀涂于牙面。如条件限制无法使用橡皮障,可先涂氟于下颌牙,以免唾液聚集后影响操作

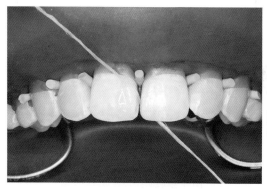

图 3-6　使用牙线保证氟保护剂均匀涂于邻面。窝沟及易患龋光滑面也需涂氟,特别是已有早期脱矿表现的部位

第二节　早期龋再矿化窝洞设计原则

　　龋病是在以细菌为主的多种因素影响下,牙体硬组织发生的慢性进行性破坏性疾病。而早期龋可表现为白垩斑、表面粗糙或 X 线片显示釉质表面下脱钙透射影等。目前临床上对早期邻面龋常不予特殊处理,仅嘱加强口腔卫生、定期检查。然而,当龋坏范围深入到釉牙本质界下,龋病进展就会加速,最终导致实质性缺损形成。因此,早期采取保守性的干预措施,对保持牙体组织的完整性及控制龋病的发展具有重要的临床意义。

　　再矿化制剂配方多样,包括氟化物类、不定形磷酸钙、臭氧、生物蛋白类和中药等,其中氟化物治疗早期邻面龋的相关研究及应用较为多见。使用方法包括个体含漱使用或局部使用。

　　再矿化治疗与其他方法的联合使用,常常能得到更好的预防及治疗早期龋的效果。同时,应注意的是再矿化治疗本身也很重要,若能通过较灵敏的技术检测到早期龋,应尽早进行再矿化治疗。

类似于釉质再矿化,牙本质也是能够再矿化的。软化牙本质的再矿化是通过:①成牙本质细胞发挥功能,活髓提供钙和磷酸盐;②已出现的腔隙中的氟、钙、磷酸盐的离子扩散;③唾液与龋损部位的接触,提供钙及磷酸盐。

通过早期龋治疗,密封了微生物所留下的腔隙,切断微生物代谢所需的营养来源,改变了致龋微生物环境、抑制其代谢。

第三节　渗透树脂

在龋病发病过程中,釉柱间隙矿物质溶解,形成釉质表面孔隙,通过流动材料可渗透到晶体间的孔隙,填满釉柱间隙,封闭龋损进展通道,阻止釉质进一步脱矿,终止龋病进展,这就是渗透方法治疗早期龋的基本原理。

近年来出现新型渗透材料——低黏度树脂,主要由双酚 A 甲基丙烯酸缩水甘油酯、二甲基丙烯酸三甘醇酯、光激发剂和溶剂乙醇组成。渗透树脂可快速渗透到脱矿釉质中,光照固化后形成树脂 - 多孔羟基磷灰石复合体,通过填补釉质表面孔隙,使致龋酸不能渗入釉质深层,从而阻止病变发展。渗透树脂的渗透性能主要体现在渗透深度和渗透速度这两个指标。

病例:

患者情况:患者,男,27 岁。

主诉:正畸术后,前磨牙出现白垩色斑块。因美观问题,要求处理白垩色斑块(图 3-7~ 图 3-12)。

以上病例可见,白垩色的斑块是平滑面釉质早期龋的临床表现,其病理学表现是在一个相对完整的、矿化程度较高的表层下,存在着脱矿的多孔隙的病损体部,此阶段无需手术治疗,是预防早期龋进展成龋洞的关键时期。

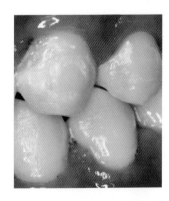
图 3-7　左侧前磨牙术前照

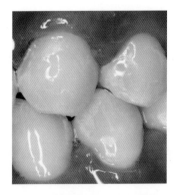
图 3-8　左侧前磨牙渗透树脂治疗术后照

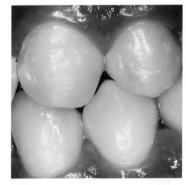
图 3-9　左侧前磨牙 3 个月后的复诊照片

白垩色斑块已明显减小

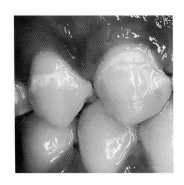 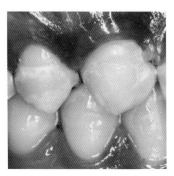 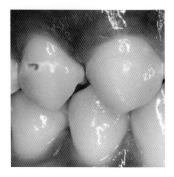

图 3-10　右侧前磨牙术前照　　图 3-11　右侧前磨牙渗透树脂　　图 3-12　右侧前磨牙 3 个月
　　　　　　　　　　　　　　　　　　　治疗术后照　　　　　　　　　后的复诊照片
　　　　　　　　　　　　　　　　　　　　　　　　　　　　　　　　白垩色斑块范围缩小,未见实
　　　　　　　　　　　　　　　　　　　　　　　　　　　　　　　　质性缺损

　　白垩斑的治疗,临床医师希望达到两个目标:第一是阻断脱矿的进展,防止龋洞形成;第二是改善白垩斑的颜色,恢复牙面自然光泽。临床上最常采用的方法就是利用氟化物或者酪蛋白磷酸肽钙磷复合体再矿化治疗,它可以在一定程度上阻断龋损的进展,但需治疗的次数多,效果依赖于患者的口腔卫生状况和依从性;另外,再矿化往往局限在病损表面,病损体部仍然是多孔的结构,所以对白垩斑的美观改善很有限。而渗透树脂的出现,大大改善了这种状况。

　　对于早期龋的治疗,封闭治疗和渗透树脂是目前常用的两种方法。但是封闭治疗相对渗透树脂而言渗透性不足,不能进入脱矿釉质的晶体间隙中,仅在表面形成屏障。渗透树脂则能将低黏度的树脂材料渗进晶体间隙和微孔中,为釉质提供机械支持,防止釉质塌陷,并建立了良好的屏障。

　　渗透树脂适应于釉质龋及浅层的牙本质龋。用 E 表示釉质,釉质龋分为 E1、E2 两级,而用 D 表示牙本质,牙本质龋分为 D1、D2、D3 三级。树脂渗透治疗的适应证主要为未形成龋洞,局限于釉质及牙本质浅层的早期龋。

　　由于渗透树脂应用是一次性完成的,不需预备患牙,并在病损中建立了抑龋屏障,防止龋病的再发展,在医患中都受到了欢迎。但渗透树脂的长期疗效还需进一步研究。

第四节　微创牙体预备

　　微创牙科主要包括:龋病的早期诊断、个体龋病易感性评估、菌斑控制,微小洞形设计(minimal cavity designs)、粘接性修复材料的使用、微创去腐技术的应用等改良牙体外科手术治疗,以及对失败充填体进行修补而不对其进行完全去除和重新充填等。实际上,口腔内科中的微创修复技术包括隧道和内部充填技术、预防性树脂修复、预防性玻璃离子修复、后牙邻面"微型箱洞"或"微量切割技术"以及无创修复技术等。

　　1908 年,G. V. Black 将龋损分为 5 类洞型,但实际上由于临床龋病的多样化,该分类不能完全满足临床需要。同时,由于材料的进步,已不需要进行过多的预防性扩展,微创牙体预备能满足尽可能保留健康牙体组织的需要。

一、窝洞设计原则

1. 去除龋坏组织　除了根据硬度及着色标准来检验所应去除的腐质,学者也推荐使用染色来识别龋坏组织。

2. 保护牙髓组织　牙体预备过程中应减少对牙髓组织产生的刺激,避免对牙髓产生不必要的损伤。

3. 尽量保留健康的牙体组织　这一点是在微创牙体预备中与传统 G. V. Black 制备洞型最大的不同,尽量减少对牙体组织的过多损伤,保留更多的健康牙体组织。

二、其他技术

1. 釉质成形术　主要应用于存在发育缺陷的牙面窝沟点隙,是指对釉质表面的再成形。已将釉质浅的沟裂或未完全融合的釉质磨圆钝,形成光滑的表面以利于清洁。但磨去的部分应小于釉质的 1/3。

2. 化学和机械预备　化学 - 机械法是指首先用能溶解龋损组织的化学药物软化龋损牙体组织,然后再以手用器械将坏死组织完全清理干净。

Carisolv 系统是由 Carisolv 凝胶和 Carisolv 手用工具组成。Carisolv 凝胶由两组分组成,其中红色凝胶主要成分为亮氨酸、赖氨酸、谷氨酸,另一组分是次氯酸钠,使用时将两组分混合注入龋洞,待其完全软化龋损牙体组织后,再选择配套的手用工具轻轻地将腐质完全清除。同时,还有研究报道酶解法,但尚在研究。

3. 隧道式修复术　参见本章第五节。

(江千舟　孙菁菁　闫　亮)

第五节　隧道式修复术

隧道式修复术(tunnel restoration)被认为是一种可替代传统盒状洞型备洞,保守治疗邻面龋损的修复方法。与传统盒装式、狭槽式窝洞预备相比,隧道式修复术的主要优点是窝洞预备更趋保守,通过保存边缘嵴来增加牙体组织的完整性和强度。然而,隧道式修复术对临床医师的技术要求颇高,对于经验尚浅的医师来说是一种挑战。随着新技术的发展,如带有 LED 灯且手持舒适的先进牙科手机,给手术医师提供了更好的视野、照明和可操作性。头戴放大镜的使用也增加了洞型预备的可视性。数字化摄影技术的出现提高了牙科成像质量并减少了辐射,同时新一代的修复材料改进了机械性能。如果临床医师选择了合适的病例并注意到修复过程的细节问题,隧道式修复术可作为邻面龋损修复的一种选择。

龋病是一种常见的口腔疾病,由细菌发酵碳水化合物产酸引起牙齿结构脱矿而造成。当龋病发生于牙邻面时,病变部位通常位于邻接点之下。邻面龋可能很难单凭目测被发现,辅助诊断包括咬翼片、光纤透射技术及定量光或激光诱导荧光技术。当邻面龋损累及牙本质时,传统修复方法需去除健康的边缘嵴以达到邻面下方的病损区域。现代龋病治疗方法涉及的微创洞型预备设计,既可以是狭槽式或微型盒状式,也可以是隧道式或碟形式预备。

早在20世纪60年代,已有学者报道隧道式修复术用于修复第二乳磨牙远中邻面龋坏,由边缘嵴下方入路到病损,从而保存边缘嵴的完整性。在20世纪80年代,Hunt和Knight将玻璃离子水门汀(glass ionomer cement,GIC)的使用引入到隧道修复术中。Kinomoto等曾报道使用复合树脂进行隧道修复的2年临床成功率为96%,其与复合树脂行传统狭槽式修复无显著差异。与传统盒状式、狭槽式窝洞预备相比,隧道式修复术的优点包括:窝洞预备更趋保守,通过保存边缘嵴来增加牙体组织的完整性和强度。如果龋损范围比预计的更广泛或者边缘嵴存在折裂风险,则隧道式窝洞预备可转为传统式设计。然而,隧道式预备对技术要求颇高,尤其是经验尚浅的临床医师更是难以操作,如边缘嵴可能被破坏而折裂,由于进入龋损的通道有限使得龋坏组织不易去净而导致继发龋,以及窝洞充填不充分等,都是该技术应注意的问题。Pyk和Mejara于1999年报道该治疗方法最常见的失败原因为充填体的邻面继发龋,这从临床上及X线片中均能发现。他们还指出与治疗失败显著相关的唯一因素是牙齿的类型,磨牙的失败率约为前磨牙的5倍。另外需注意的是,隧道式预备窝洞时要尽量保存边缘嵴,从𬌗面进入到邻面龋损处时应远离边缘嵴,以及预备过程中易损伤牙髓组织。早期的研究报告指出隧道式预备常侵入牙髓1.0mm,而传统Ⅱ类洞在洞底与牙髓之间则预留了较多的牙本质。

隧道式预备可分为不同的类型。它们的主要区别在于与龋损相邻的邻面釉质是否穿通。内向式隧道预备(internal tunnel preparation)会保持邻面釉质表面完整,实质是Ⅰ类洞型。部分式隧道预备(partial tunnel preparation)指预备时窝洞扩展到邻面,或者备洞过程中引起邻面釉质崩解,而留下一些周边脱矿釉质。此方法中邻面釉质轻微穿孔或未穿孔。完全式隧道预备(total tunnel preparation)指完全去除脱矿釉质,邻面穿孔。

玻璃离子水门汀能更好地和釉质及牙本质结合,且有释氟能力,因此可作为隧道式修复术的充填材料。然而,玻璃离子水门汀在抵抗咀嚼压力方面较弱,所以许多临床医师对其使用在成人牙列作永久修复持保留意见。相比较而言,复合树脂(composite resin)具有更好的强度。同时,其具有良好的釉质及牙本质粘接性,是较理想的牙本质修复材料。银汞合金(silver amalgam)因其抗压强度好、操作方便等特点,也是隧道式充填的主要材料。

龋病的进展程度会影响临床医师决定采用部分式还是完全式隧道预备。Holst、Brannstrom和Hasselrot发现部分式隧道修复有较高的抗折性,这可能与预备洞形的大小有关。部分式隧道预备时窝洞扩展到邻面,或者备洞过程中引起邻面釉质崩解,而留下一些周边脱矿釉质。一些临床医师担心留下的脱矿釉质会影响治疗成功率,该观点目前仍存在争议。完全式隧道预备去除了过多的牙齿结构,从而降低了抗折性。因此在病例选择时应考虑龋损程度和个体的龋病活性,两者均是影响隧道式充填临床成功率的重要因素。

用两个病案展示来进一步说明如何利用该技术修复邻面龋坏。其中一例采用银汞合金充填;另一例采用玻璃离子和复合树脂联合修复,称为夹层技术,又叫三明治技术(sandwich technique)。

病例1:银汞合金充填(图3-13~图3-18)

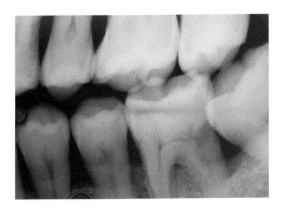

图 3-13　患者咬翼片显示左下颌第一磨牙远中邻面龋

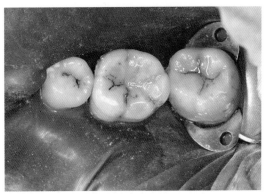

图 3-14　口内放置橡皮障并用 7 号橡皮障夹固定，以避免碰到牙龈组织

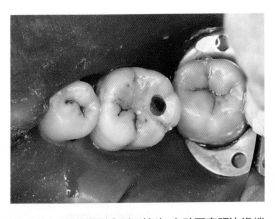

图 3-15　采用锥型金刚石钻头，在𬌗面窝距边缘嵴约 2mm 处制备进入通道，轴向到达牙本质。卵圆形通道形成，可通过放大镜观测到余留龋坏

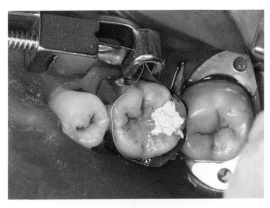

图 3-16　使用小型金刚石球钻进一步去除龋坏组织，并用挖匙修整无基釉。放置成形片和木楔子后，涂布牙本质粘接剂，用银汞合金充填窝洞，且略高于洞缘

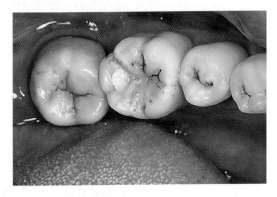

图 3-17　采用雕刻器去除多余银汞合金，并打磨抛光

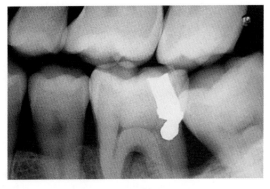

图 3-18　调改咬合，并拍摄术后 X 线片检查修复的完整性。银汞合金操作方便，易压缩及侧充。若使用玻璃离子或复合树脂充填，则较难通过有限的进入通道输送到隧道式窝洞

病例 2：复合树脂与玻璃离子夹层充填（图 3-19~ 图 3-24）

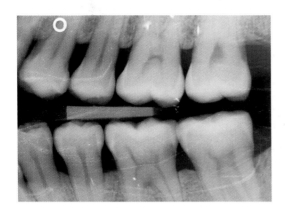

图 3-19　咬翼片显示左下第一磨牙远中邻面龋坏

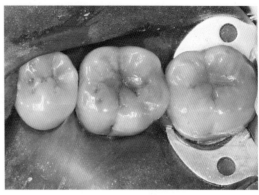

图 3-20　放置橡皮障隔湿后

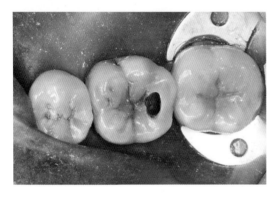

图 3-21　采用锥型金刚石钻头制备卵圆形入口，球钻去龋。放置成形片和木楔子，使用 20% 聚丙烯酸酸蚀窝洞 15 秒后，用水彻底冲洗，无油空气吹干

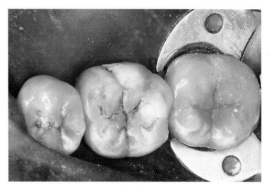

图 3-22　将高粘接性的玻璃离子水门汀送入窝洞，并用充填器轻压平垫底成形

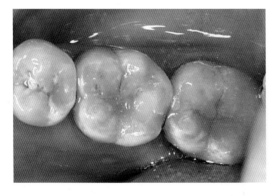

图 3-23　先用 35% 磷酸酸蚀洞壁及𬌗面沟裂 15 秒，再涂布牙本质粘接剂。将普通复合树脂少量分次填入窝洞，可减少材料因聚合而产生的固化收缩，并保持邻面边缘的完整性。给充填物表面及酸蚀过的沟裂覆盖一薄层窝沟封闭剂

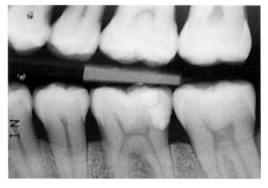

图 3-24　咬合检查后，拍摄术后片评估修复的完整性

（本节内容大部分改编自：Chu，et al. Restoring proximal caries lesions conservatively with tunnel restorations. Clin Cosmet Investig Dent，2013，5：43-50. doi：10.2147/CCIDE.S48567；Chu CH，et al. A survey of practices of tunnel preparation among dentists who attended the 100th FDI Annual World Dental Congress. J Investig Clin Dent，2014. doi：10.1111/jicd.12081）

（Chun-Hung Chu）

第四章
非创伤性修复治疗

非创伤性修复治疗（atraumatic restorative treatment，ART）的方法是在 30 年前提出的，它已成为保证龋病治疗质量和全球口腔保健的一种必要理论基础。同时，ART 也是龋齿牙科微创治疗的重要组成部分。Meta 分析、系统回顾分析均表明，使用高黏度玻璃离子的 ART 技术在预防龋发展方面与树脂类窝沟封闭剂没有不同。ART 应用高黏度的玻璃离子水门汀，可以安全有效地充填乳、恒牙后牙的单面洞，但对于乳牙复杂洞充填质量还有待提高。虽然 ART 应用于恒牙复杂洞的资料不足，但仍然可以应用。对于单面洞，ART 应用高黏度玻璃离子水门汀与银汞充填技术在牙齿保存率上结果没有差别。

儿童龋病预防和充填中，ART 接受率较高。由于较少使用局部麻醉、提倡应用手工器械，使 ART 在治疗早期儿童龋齿、缓解牙科焦虑症、老年人甚至普通成人方面均可以使用。ART 技术在许多国家的公共口腔健康服务中适用于所有年龄层的人群。显然，高黏度的玻璃离子水门汀和配套器械是 ART 治疗的基础保证。

ART 的理论已写入教材，无论是发达国家还是发展中国家，ART 均写入多个牙科学院的研究生课程中。ART 在口腔医学人员中，通过远程学习使更多的人受益。但这方面的推广，资金仍有缺口。如何将 ART 应用于老年人，是 ART 所面临的下一个挑战。ART 作为口腔保健的基本组成部分，也是发展全球口腔保健、缓解资源不平衡的基石。

ART 充填步骤见表 4-1。

表 4-1　ART 充填步骤

1. 隔湿患牙
2. 探针清除窝沟点隙菌斑和软垢
3. 清洁牙面
4. 应用釉质清洁剂
5. 清理釉质清洁剂 2~3 次
6. 干燥窝沟，但不使用三用枪，因为釉质表面不应过于干燥
7. 使用圆头器械或震动类器械调拌玻璃离子
8. 示指手套上蘸取少量凡士林
9. 窝沟点隙中充填玻璃离子，示指按压 10~15 秒
10. 去除高点

11. 检查调整咬合

12. 去除凡士林高点

13. 充填涂擦凡士林

14. 去除棉卷

15. 嘱患者 1 小时内勿进食

ART 技术使用高黏度玻璃离子用于窝沟点隙封闭的操作步骤见图 4-1~ 图 4-7。

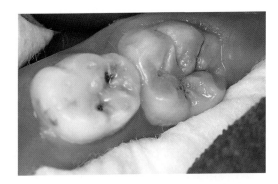

图 4-1　46 窝沟需要封闭

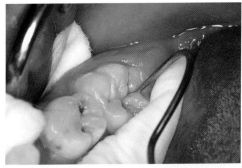

图 4-2　锐利探针去除窝沟内软垢

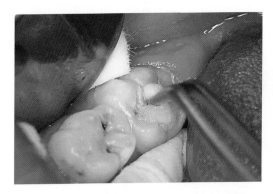

图 4-3　检查咬合,蘸聚丙烯酸小棉球涂擦窝沟

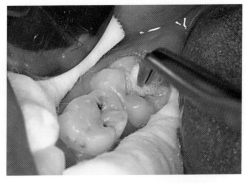

图 4-4　清洗后,放置棉球干燥窝洞

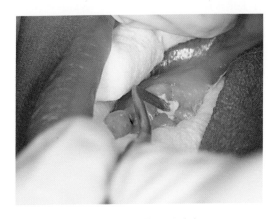

图 4-5　窝沟内放置玻璃离子

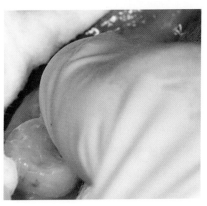

图 4-6　示指按压玻璃离子于窝沟内

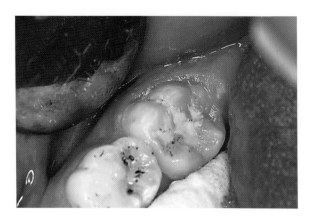

图 4-7　检查咬合,手用器械去除多余玻璃离子,涂擦凡士林,嘱患者 1 小时内勿进食

ART 技术使用高黏度玻璃离子用于浅龋治疗的操作步骤见图 4-8~ 图 4-18。

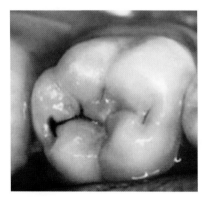

图 4-8　46 哈面浅龋需要治疗

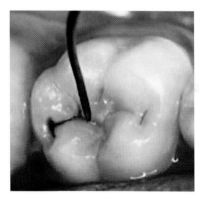

图 4-9　锐利挖器去除龋坏牙体组织

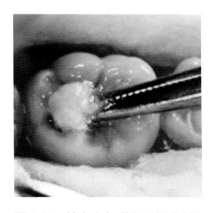

图 4-10　检查咬合,蘸聚丙烯酸小棉球涂擦窝沟

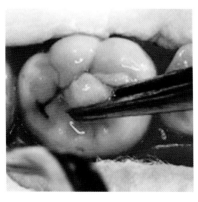

图 4-11　清洗后,放置棉球干燥窝洞(1)

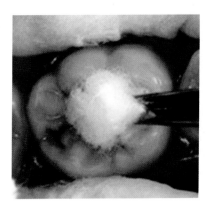

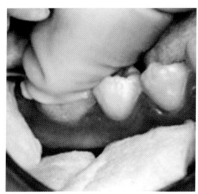

图 4-12　清洗后,放置棉球干燥窝洞(2)　图 4-13　窝沟内放置玻璃离子,示指
按压使之充盈于窝沟内

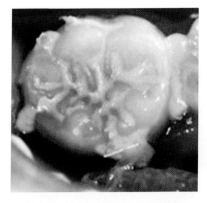

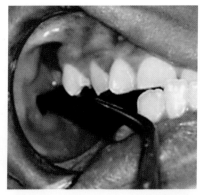

图 4-14　初步充填后 46 𬌗面观　图 4-15　检查咬合,手用器械去除多
余玻璃离子(1)

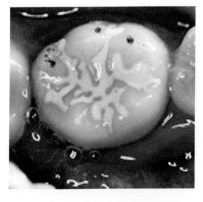

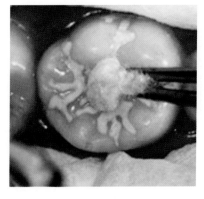

图 4-16　检查咬合,手用器械去除多
余玻璃离子(2)

图 4-17　涂擦凡士林

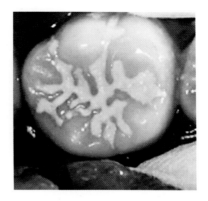

图 4-18　46 术后𬌗面观

使用高黏度玻璃离子的 ART 恢复性治疗原则见表 4-2。

表 4-2　使用高黏度玻璃离子的 ART 恢复性治疗原则

1. 隔湿患牙
2. 去除窝沟内菌斑、软垢
3. 清洗窝沟
4. 评估龋坏程度
5. 扩大窝
6. 去除无基釉
7. 去除腐质,较难清除或不配合的患儿可留下较少感染的牙本质
8. 清洗窝洞
9. 清除窝沟内软垢并检查
10. 尽可能确保所余釉质无再次脱矿可能
11. 调拌玻璃离子,先边缘再中心充填,减少气泡生成
12. 涂擦釉质清洁剂约 15 秒
13. 确保涂擦到位
14. 湿棉球清洁 5 秒
15. 干燥窝洞
16. 隔湿
17. 调拌玻璃离子
18. 充填玻璃离子
19. 确保釉质清洁剂可用
20. 准备胶囊
21. 示指涂抹凡士林,在牙面按压 20~30 秒
22. 去除多余玻璃离子
23. 检查封闭情况
24. 中型器械调整
25. 大型器械调整
26. 涂布凡士林
27. 去除棉卷
28. 嘱患者 1 小时内勿进食

使用高黏度玻璃离子进行 ART 恢复性治疗步骤见图 4-19~ 图 4-24。

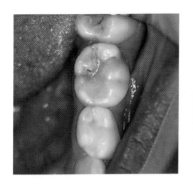

图 4-19 去除无基釉

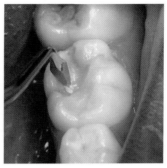

图 4-20 开放洞腔

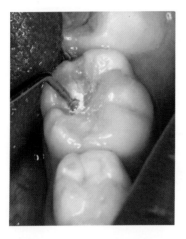

图 4-21 锋利器械去除腐质

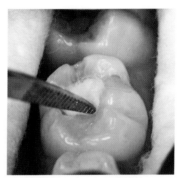

图 4-22 清洁洞腔

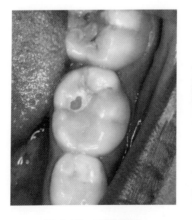

图 4-23 干燥洞腔

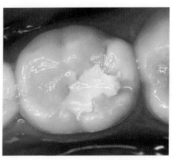

图 4-24 清除高点

使用高黏度玻璃离子进行 ART 恢复性治疗步骤见图 4-25~ 图 4-40。

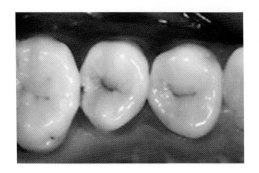

图 4-25　观察病损，峡部为无基釉易折裂

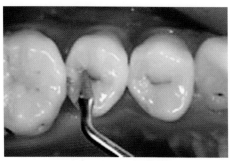

图 4-26　扩大远中洞腔

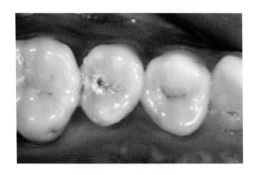

图 4-27　注意无基釉

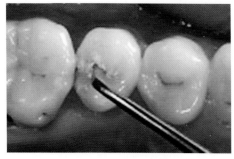

图 4-28　去除无基釉

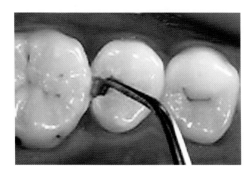

图 4-29　去除已分解牙本质（1）

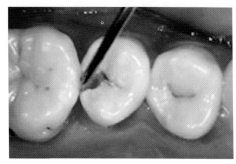

图 4-30　去除已分解牙本质（2）

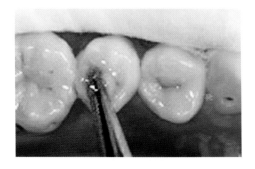

图 4-31　清洁洞腔（1）

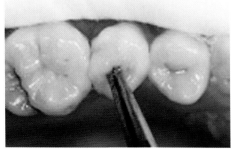

图 4-32　清洗洞腔（2）

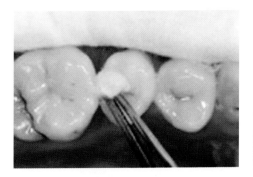

图 4-33　干燥洞腔

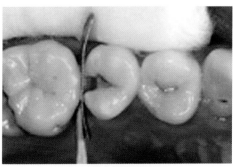

图 4-34　放置成形片

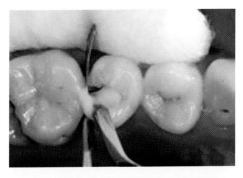

图 4-35　玻璃离子充填洞腔,尽量避免气泡产生

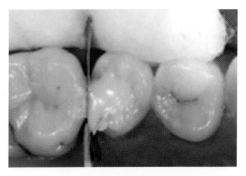

图 4-36　去除过多材料

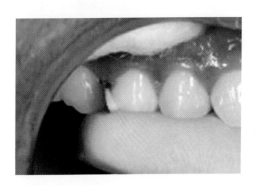

图 4-37　指压窝洞

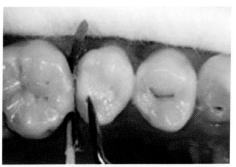

图 4-38　去除高点

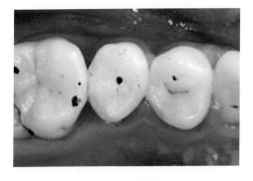

图 4-39　调整咬合

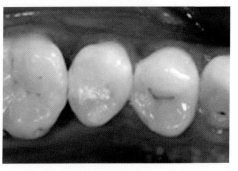

图 4-40　完成观

图 4-41、图 4-42 展示了 ART 修复体随时间推移保存的情况。

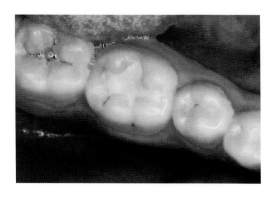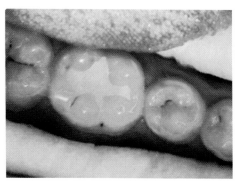

图 4-41　ART 修复后 3 个月　　　　　　图 4-42　ART 修复后 5 年

图 4-43、图 4-44 显示了 ART 修复咬合面应用富士Ⅸ修复后 5 年和 10 年结果。

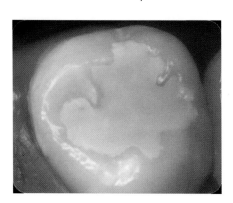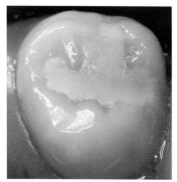

图 4-43　ART 修复后 5 年　　　　图 4-44　ART 修复后 10 年

　　系统回顾和 meta 分析证明 ART 修复治疗的高效性,即利用高黏度的玻璃离子水门汀来修复乳、恒后牙的单面洞。然而,对于 ART 能否修复乳后牙的复杂洞还需进一步研究。关于 ART 用以修复乳牙和恒牙复杂洞效果的资料还不充分。有证据表明,利用高黏度玻璃离子水门汀和银汞合金修复单面洞的保存率之间没有差别。预防和恢复性护理中,ART 更适合于相对较小的龋洞并且更易于被儿童接受。因为无需电和自来水,ART 修复治疗可以在室外和私人执业点进行,在诸如巴西、日本、荷兰、南非、土耳其、英国以及美国等国家的文献中有相关报道。

(J. E. Frencken)

第五章
CAD/CAM 微创牙体修复

第一节 概　述

牙体龋病、部分折裂缺损及根管治疗致大面积缺损等。选择解决方法时既要考虑功能、美观、牙周健康、使用寿命等方面因素，同时也要考虑尽量保留更多的健康牙体组织，在粘接技术非常成熟的今天，逐渐形成了微创修复方法——嵌体、高嵌体。

传统的修复方式采取充填治疗或者桩核冠修复。虽然充填治疗可以达到正常的咬合功能，但在外形和𬌗面与正常牙体结构和邻接关系均有所不同，并且常因咬合原因而导致充填物脱落或者牙体折裂。桩核冠修复虽然可以达到较好的牙体外形和咬合功能，但由于其冠边缘的不密合或刺激牙龈，在临床中常可见邻牙的龋坏或者牙龈炎及牙周炎。

嵌体是嵌入牙体内部，用以恢复牙体形态和功能的修复体。相比较于直接修复牙体缺损的各类充填体，具有更好的物理化学性能、抗磨损性和更好的边缘密合性，能更好地恢复缺损牙体的𬌗面形态和邻面接触关系。传统的嵌体是采用取模后的外加工方式，但是存在模型的变形以及外加工的技术等材料和人的影响，会导致所做出的嵌体外形和咬合功能不佳的结果。但是近二十多年在临床中出现的 CAD/CAM（computer aided design/ computer aided manufacturing）牙体修复方式已在国外临床中广泛应用。CAD/CAM 为"计算机辅助设计和辅助制造"的英文缩写。椅旁 CAD/CAM 系统通常由数据采集（数字化印模）、计算机辅助设计（CAD）、计算机辅助制造（CAM）三个子系统组成，即包含三维测量激光摄像头、图像处理软硬件和三轴数控铣床三个部分。CAD/CAM 技术几乎渗透到工程技术和人类生活的所有领域，这项技术在口腔医学领域应用中最典型的一个例子是开创性地将其引入口腔修复体的设计和制作中。与基于逆向工程的 CAD/CAM 技术结合，通过逆向工程和 CAD 技术实现预备体的三维建模使得牙体缺损的全冠修复逐渐减少，而嵌体修复逐渐增加，特别是对于损及两个以上牙尖的后牙严重牙体缺损病例，更适合用高嵌体来修复。

CAD/CAM 系统主要针对牙科椅旁操作进行设计，由口内三维测量照相机、计算机设计主机和磨切设备构成，设计软件为基于 Windows 操作系统的，磨切设备和计算机主机之间采用无线传输连接。其椅旁修复系统在早期只能制作嵌体。近年来随着计算机技术、小型精密数控铣床和修复材料的快速发展，几乎所有牙体缺损的修复体类型都可通过牙科 CAD/CAM 系统完成，包括嵌体、冠、嵌体冠和贴面等全瓷修复体,并且修复体的精确性、边缘密合性、规范性达到或超过传统人工制作的水平。能够在一次治疗中制作完成,而不需要进行传统的口内取模、石膏模型灌注等制作,也不必进行临时义齿修复。

CAD/CAM 系统中的 CAD 部分,又称口内扫描仪,其取像模式已经从蓝光拍照取像(图 5-1)发展到了真彩摄像取像(图 5-2),使临床医师椅旁操作更为简单、快捷,只要局部的简单隔湿就可以获得较好的光学印模数据。CAD/CAM 系统中的 CAM 部分,又称研磨仪,图 5-3 中研磨仪还只是经典的双周研磨系统,只能加工玻璃陶瓷系列的瓷块,图 5-4 中为新一代的研磨系统已经可以加工氧化锆类的瓷块,使通过 CAD/CAM 系统加工出的修复体具有更广泛的适应证及临床选择性。

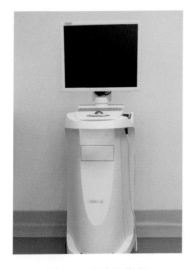

图 5-1　蓝光取像仪

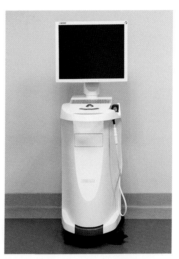

图 5-2　真彩取像仪

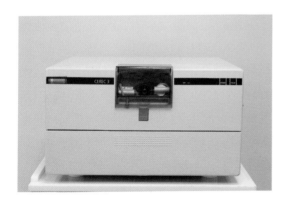

图 5-3　研磨仪

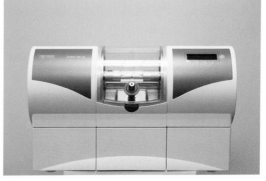

图 5-4　研磨仪

嵌体的适应证:各种牙体缺损已涉及牙尖、边缘嵴以及𬌗面,需要重建咬合者;因牙体缺损的邻接不良或食物嵌塞严重,需恢复邻面接触者;作为固定桥的固位体(高嵌体不具备固定桥的固位体所需要的抗脱位力)。对于根管治疗后的牙体缺损,在牙体预备的选择上会比较保守,一般采用髓腔辅助固位。其要点为要在𬌗面为修复体预备出足够的空间以获得修复体的抗力;尽量减少进入髓腔的深度;减小轴壁的聚拢度;内线角尽量圆钝。

嵌体的禁忌证:青少年的恒牙和儿童的乳牙,因其髓角位置高以免损伤牙髓;面缺损范围小而且表浅;牙体缺损范围大,残留牙体组织抗力形差,固位不良者;对美观及长期效果要求高的年轻患者以及前牙缺损者。

第二节　牙体缺损的 CAD/CAM 修复

传统的嵌体包括树脂、金属和瓷。临床中由于龋坏会破坏牙体组织近牙龈边缘,故使得存在美观度以及牙龈边缘的变色等问题。堆瓷的瓷嵌体因为存在堆铸、烧结的过程,瓷体间存在一定的间隙,所以存在崩瓷和裂隙的可能。建立良好的邻接和咬合关系以及方便快捷是现在牙体修复的概念。CAD/CAM 的牙体缺损修复在保留患牙牙体组织以及良好的功能上更进一步。

本文将首先通过在模型上的操作过程讲解 CAD/CAM 的使用方法及其使用中的注意事项(图 5-5~ 图 5-24)。

首先是牙体预备的方法:嵌体、高嵌体、部分冠在预备时遵循全瓷材料要求的备牙方式;由于有着强大的粘接技术,无需进行箱型预备来获得机械固位,如果使用箱型固位可能导致设计的失败;如果边缘肩台清晰可见,不仅方便去除多余的粘接剂,而且有利于处理粘接边缘区域;点隙、峡部、牙尖区域最小预备厚度不得少于 1.0mm;如果剩余牙体组织厚度不够,会导致修复体的失败率增高。

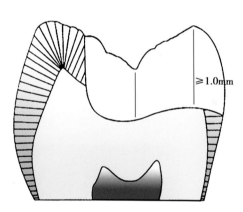

图 5-5　牙尖预备厚度

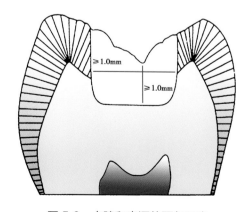

图 5-6　点隙和窝洞的预备厚度

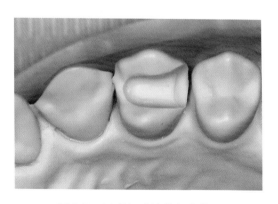

图 5-7　24 的远中嵌体标准模型

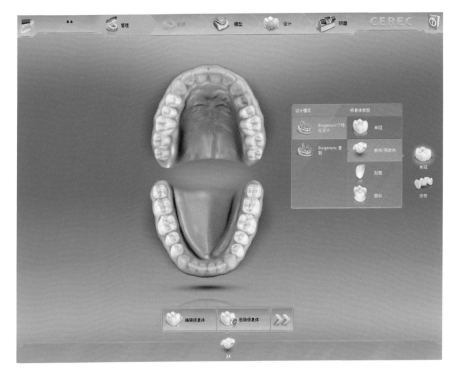

图 5-8　建立所在牙位的修复体种类

对于系统中的设置,根据所在牙位所要建立的修复体种类,选择相应的模块,由于存在两种修复种类,所以在选择中要根据情况来选择是复制还是个性化设计。

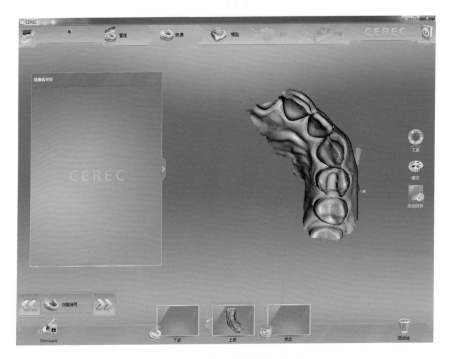

图 5-9　在取像中扫描工作骀 24

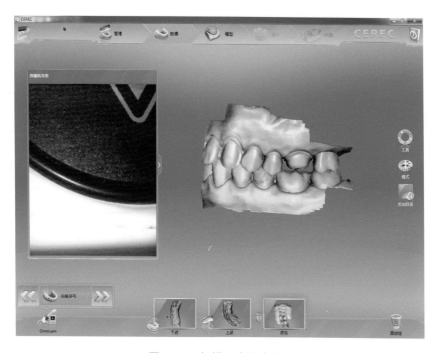

图 5-10　扫描正常咬合关系

　　扫描图像时要注意：对扫描仪进行预热,这样可防止在放入口腔后的镜面起雾；所扫描的图像至少要有工作牙位的前后各一颗牙齿；扫描时尽量快准,减少扫描时间,否则会增加数据采集量,加大计算量；在扫描中如扫入软组织,需要使用工具切除其图像,防止在模型对合时的干扰；要持续地扫描,如有中断,需要在扫描区重复扫描以达到重合。

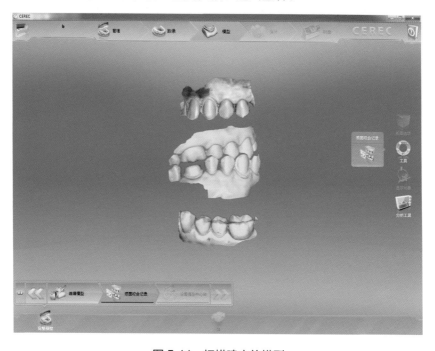

图 5-11　扫描建立的模型

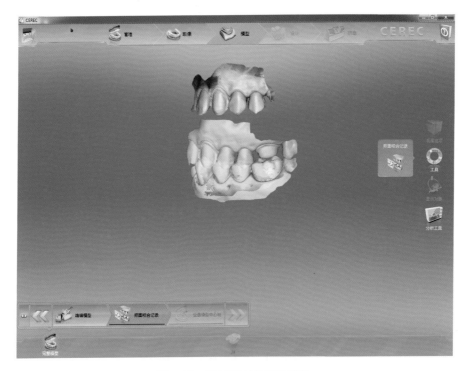

图 5-12　通过相对的图像配位

　　对于模型图像的对合和重合，只要在扫描时注意和到位，一般不会出现问题，如果无法对合，要检查是否扫描图像数据足够和有软组织干扰。

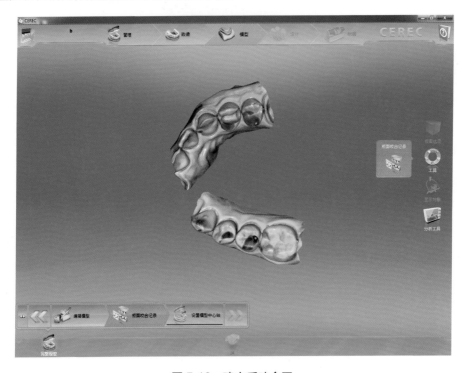

图 5-13　建立后咬合区

　　在模型建立后会出现咬合关系的咬合点,并且对于模型需要建立中心轴,也就是建立一定的模型位置以及建立相应的𬌗曲线。

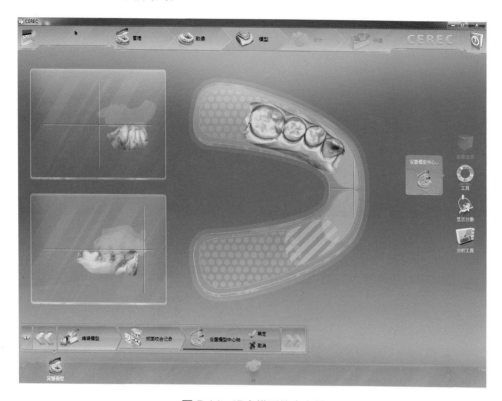

图 5-14　设立模型的中心轴

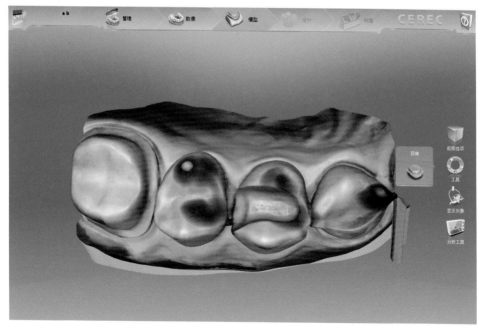

图 5-15　建立工作模型

　　工作牙位模型出现后,检查有无缺陷和不清晰的部位,如果存在,需重新取像;并且对于修复体边缘需要画线以确定修复体边缘线,要注意一些缺损至龈缘的位置,少画会形成边缘间隙,形成滞留区,多画所形成的修复体则形成悬突。

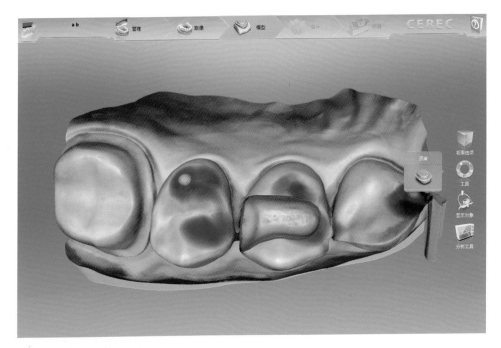

图 5-16　画边缘线

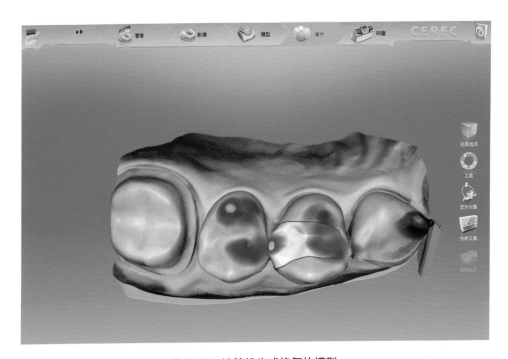

图 5-17　计算机生成修复体模型

修复体的模型建立后要每个面都旋转观察,是否存在悬突和厚度不够等情况,如果出现咬合高点,修复体表面会有红色斑点,要用工具里的消除工具来减小至蓝色;如果出现青色透明的情况,则表示修复体过薄,如果戴入牙齿,会有咬裂的风险。

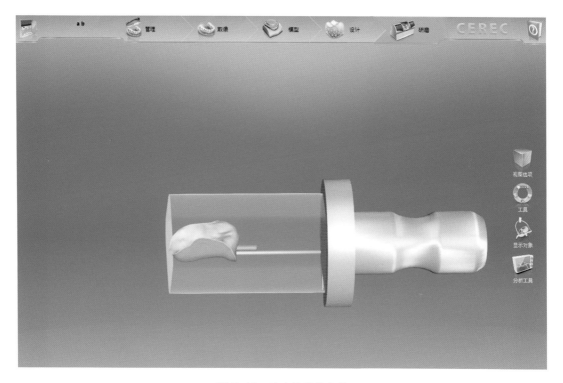

图 5-18　建立瓷块修复体

修复体的组织面需要使用氢氟酸处理,形成酸蚀的效果,以加大粘接面积。并使用硅烷偶联剂来,在无机陶瓷材料和有机的树脂粘接材料之间架起"分子桥",把两种性质悬殊的材料连接在一起提高复合材料的性能和增加粘接强度的作用。

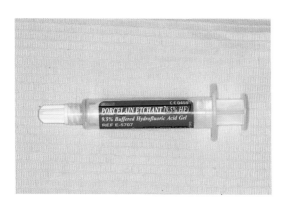

图 5-19　氢氟酸

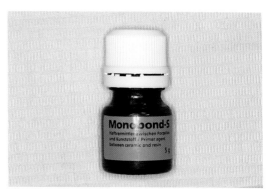

图 5-20　硅烷偶联剂

牙体组织则使用其处理剂来处理,处理后轻吹,使其处于湿润状态。最后使用树脂型的粘接剂打入窝洞,粘接树脂;在就位后,在修复体边缘使用光固化灯照射3秒,使其初步固化,形成果冻状,用柳叶刀以及牙线去除多余的粘接剂,进行完全固化;完全固化后进行调𬌗以及邻面抛光的处理,使修复体表面光滑利于修复体的长久使用。

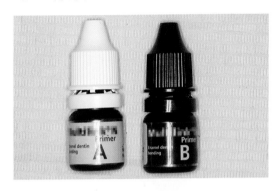

图 5-21　牙体组织处理剂

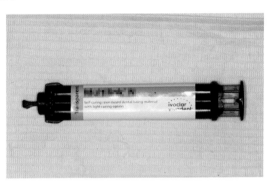

图 5-22　修复体粘接剂

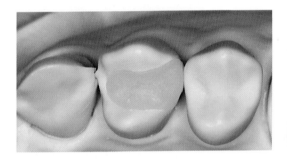

图 5-23　24 嵌体就位后

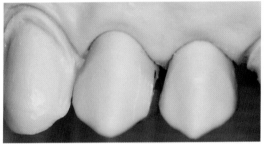

图 5-24　24 嵌体颊侧面观

以下用病例的方式阐述临床病例的建立和修复过程。

病例 1:

患者右下第一磨牙近中邻𬌗面银汞充填多年,现因美观及食物嵌塞原因要求重新修复改善,由于去除旧有银汞充填物后缺损较大,且近中邻接关系基本破坏,确立嵌体修复方案,选择材料为白榴石玻璃陶瓷(Empress CAD, HT A2)(图 5-25~ 图 5-47)。

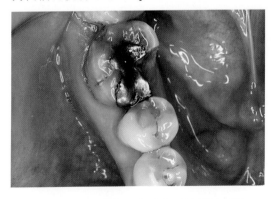

图 5-25　46 术前照,近中邻𬌗面银汞充填

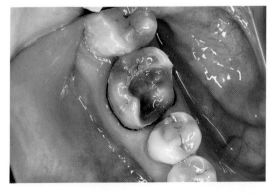

图 5-26　46 放置排龈线,去除银汞充填物,牙体预备

嵌体的牙体预备要求去除龋坏或原有充填物后,进行牙体预备。第一步应用 813-018-2 ML 标准粒度车针,快速去除充填物;第二步应用 845R-025-4 ML 车针,用于制备嵌体/高嵌体的底部和轴壁,形成不小于 2mm 的峡部、圆钝的内线角以及良好的开放锥度;对于邻骀面洞型的邻面,建议使用 836R-014-6 ML 平头圆柱状车针,以利于预备邻面箱状洞型,同时形成圆钝的内线角;应用肩台车针制备出精确、平整的底壁,形成清晰的邻接边缘。还有一些注意事项:①边缘区不要制备短斜面;②牙体预备的方向,最好不要与釉柱平行;③平行向制备,会导致釉柱内聚力丧失,粘接强度大大降低;④洞壁开放锥度大于 10°,剩余可保留牙质最薄厚度 2mm。

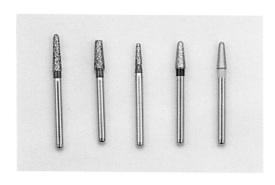

图 5-27　嵌体备牙车针

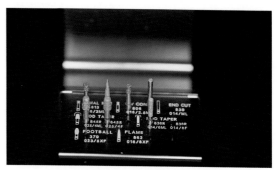

图 5-28　嵌体备牙车针套装

嵌体修复有着一些操作的原则如:口内取像,必须四手操作且使用开口器;口底要吸唾,舌头要拨开;唇颊要拉开,灯光要移开。误解:橡皮障隔湿一定效果最好(可以考虑但未必最好)。快速、稳定取像的前提:①支点要有,支点要稳;②尽量利用镜头支架的前支台后部分搭在牙齿骀面做两个支点,这也是首选支点;③如需调整角度,或者在远中游离端,或者邻牙形态不佳,很难固定镜头支架,可借助右手中指或无名指作第三支点。只有掌握了良好的取像技巧,才能使研磨出的嵌体达到良好的就位和外形,否则调改工作将使嵌体失去其应用优势。取像顺序:①由远中至近中取像;②先咬合面(切端)垂直取像(确定就位道方向),再颊舌侧旋转调整角度;③先上颌、后下颌、最后颊扫描(可以减少喷粉使用量)。

现在有些 CAD/CAM 系统的取像系统已经发展到不必彻底隔湿和无须喷粉的模式,并且其真彩的效果使得牙龈边缘清晰可见,减小了误差。

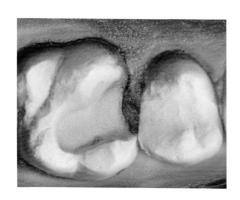

图 5-29　46 取像前喷粉

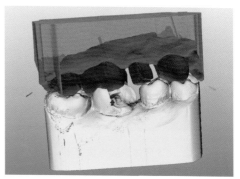

图 5-30　46 咬合关系的确定

　　咬合关系确立后，就是在计算机上进行图像的精确检查和画嵌体的边缘线，边缘线的确立，对于嵌体的边缘的位置以及与邻接牙的邻接关系非常密切，所以画线前一定要仔细观察口腔内牙体组织边缘以及邻牙的边缘，使得边缘线在牙体组织上，避免形成悬空以及压迫牙龈，防止牙龈炎的发生以及继发龋的发生。

　　在计算机上设计出的嵌体，要根据所出现的不同颜色进行细微的调整，如白色是与对殆牙或邻牙无咬合与邻接关系；蓝色是与对殆牙有接触关系，但还没有形成较为明显的咬合高点；如果是红色，则表示有咬合高点，这时就需要先在计算机上进行调整，减少嵌体成形后再调改对嵌体的破坏。其桩道的位置可以根据所设计的嵌体的位置而采取不同的位置，既方便戴入又不影响美观。

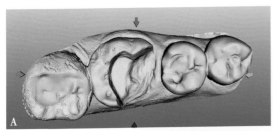
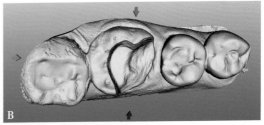
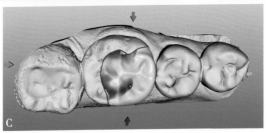

图 5-31　计算机设计修复体
A. 46 及邻牙工作模型建立；B. 绘制 46 嵌体修复体边缘线；C. 计算机生成修复体模型

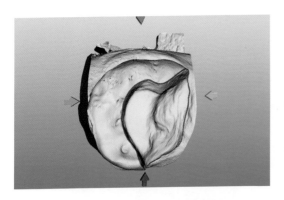

图 5-32　46 牙体缺损修复范围

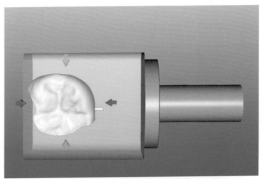

图 5-33　46 瓷嵌体相对于瓷块的大小

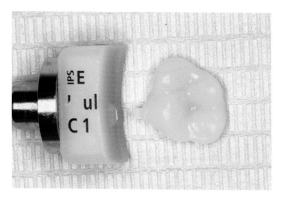

图 5-34　研磨完成的嵌体

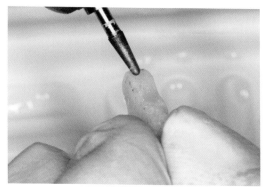

图 5-35　磨除连接瓷块的桩道

对于经研磨仪磨出来的嵌体,要先进行试戴,使用红色的咬合纸进行细微的调整,确定能够完全就位,防止出现摇摆、边缘不到位等情况。

对嵌体的组织面进行氢氟酸处理,可加大瓷块粗糙程度以增加粘接时的粘接面积,使得微机械固位力加大,防止嵌体在受力时的脱位。并且通过硅烷偶联剂的使用,可在无机物质和有机物质的界面之间架起"分子桥",把釉质或牙本质与含有无机硅铝材料的瓷块这两类性质悬殊的物质连接在一起,提高复合材料的性能和增加粘接强度的作用。

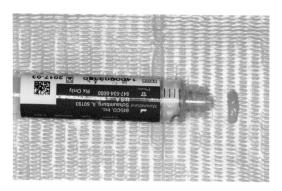

图 5-36　采取氢氟酸处理瓷修复体的组织面

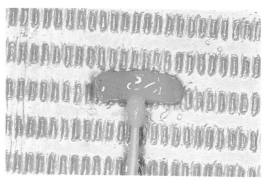

图 5-37　组织面氢氟酸处理

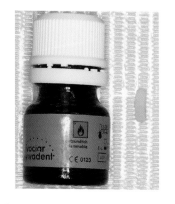

图 5-38　硅烷偶联剂处理修复体

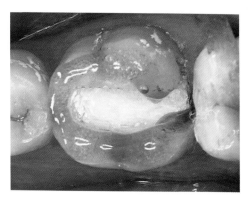

图 5-39　釉质部分磷酸酸蚀处理 30 秒

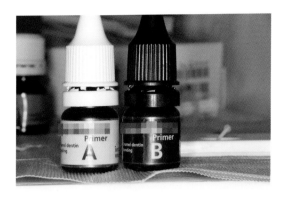

图 5-40　牙体组织涂布粘接剂，吹干

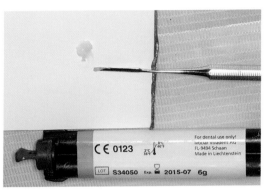

图 5-41　嵌体涂布树脂水门汀

　　粘接嵌体时所用的粘接剂同样地需要在组织面上通过小毛刷均匀涂布，使得粘接剂能够均匀进入到酸蚀所形成的微结构或牙本质小管内。并且因为所使用的粘接树脂流动性较好，所以在嵌体和牙体组织面涂抹树脂后要迅速就位，确定就位后，使用光固化灯以摆动的方式照三秒，这样粘接树脂既不会完全凝固，但又形成了类果冻状的状态，使用探针去除𬌗面和邻面多余的树脂，尤其要仔细地去尽粘在龈缘的树脂，否则会形成悬突甚至形成不良修复体。

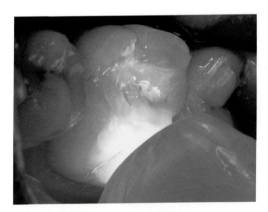

图 5-42　光照固化处理

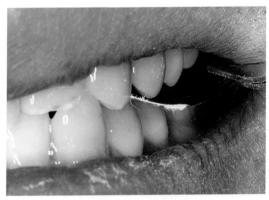

图 5-43　咬合检查

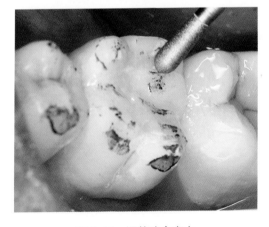

图 5-44　调整咬合高点

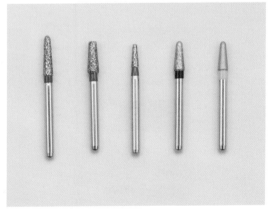

图 5-45　高速调𬌗车针

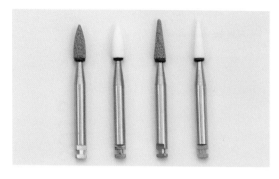

图 5-46　低速抛光车针

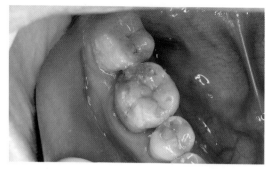

图 5-47　46 牙体缺损瓷嵌体修复完成

使用蓝色咬合纸调整咬合高点后,采用不同粗细程度的抛光轮对嵌体表面进行抛光,增加与牙体组织的连接连续性;邻面则选择系列抛光碟进行系列抛光减少边缘的微渗漏,可以有效地减少继发龋的发生。

成人后牙平均咬合强度为 500~600MPa。白榴石玻璃陶瓷用于嵌体修复是一种方便快捷的临床选择方案,然而其材料的天然特性使其制作的修复体强度介于 130~160MPa。我们在临床工作中发现,对于后牙大面积缺损,特别是累及多个牙尖、边缘嵴病例,如果采用白榴石玻璃陶瓷修复,术后修复体崩瓷、脱落时有发生。二矽酸锂加强型玻璃瓷通过额外的结晶程序,能够大幅度增加修复体的强度接近 400MPa,可以更好地用于后牙的缺损修复,目前应用范围越来越广。

病例 2:

41 岁女性患者,检查未见异常,诊断为右上第二前磨牙牙体缺损,计划行椅旁 CAD/CAM 全瓷嵌体修复,选择材料为二矽酸锂加强型玻璃瓷(e.max CAD,HT A2),第一前磨牙计划后期行种植修复(图 5-48~ 图 5-55)(本病例由包旭东博士提供)。

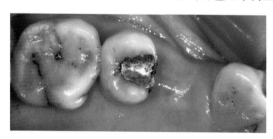

图 5-48　术前𬌗面观

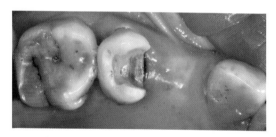

图 5-49　牙体预备后𬌗面观,远中扩展获得鸠尾固位形

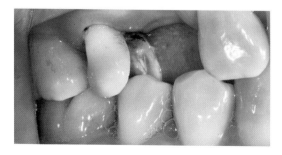

图 5-50　牙体预备后咬合像

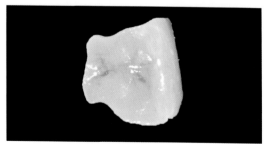

图 5-51　椅旁 CAD/CAM 设计制作获得全瓷修复体

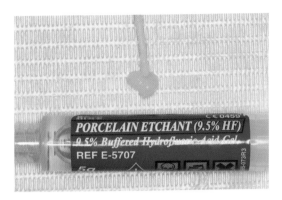

图 5-52　氢氟酸处理

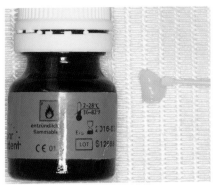

图 5-53　硅烷偶联剂处理

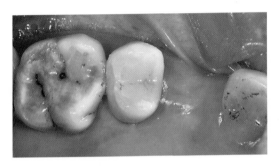

图 5-54　粘接后𬌗面观

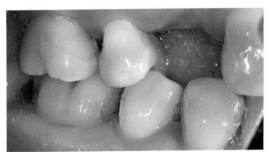

图 5-55　粘接后咬合像

第三节　根管治疗后的 CAD/CAM 修复

前磨牙在咬合功能和受力上要弱于磨牙,但经过根管治疗后牙体本身受到削弱,其在咬合受力后折裂的发生率较高,所以前磨牙根管治疗的病例可以使用不同的嵌体修复方式。

病例 1:

对于大面积缺损的前磨牙,高嵌体的修复可以更好地恢复邻接关系和咬合面的形态,可以重建咬合关系,并且防止垂直向的咬合力导致的牙折(图 5-56~ 图 5-68)。

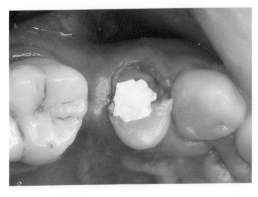

图 5-56　14 根管充填术后

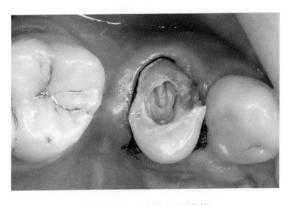

图 5-57　14 排龈线排龈

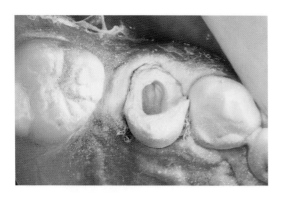

图 5-58　14 喷粉取像

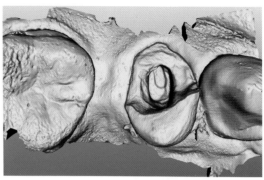

图 5-59　14 画边缘线

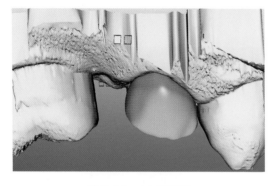

图 5-60　14 颊面观

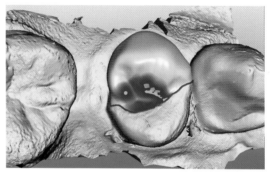

图 5-61　生成 14 虚拟修复

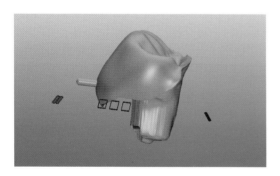

图 5-62　14 牙体预备及取像

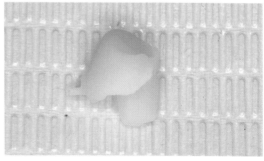

图 5-63　14 嵌体制作完成

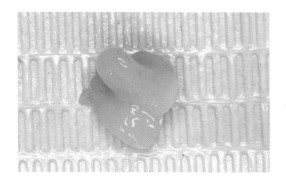

图 5-64　14 嵌体上釉烧结(增加美学效果)

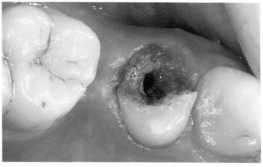

图 5-65　14 牙体组织磷酸处理

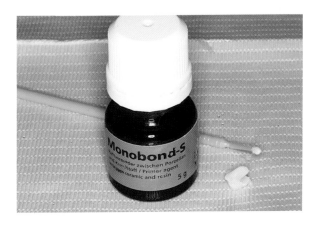

图 5-66　14 嵌体组织面硅烷偶联剂处理

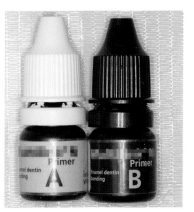

图 5-67　牙体组织面粘接处理

就位后的 14 因为利用了髓腔固位,所以在受到垂直力时可以有效地传递到牙周组织,并且因为对颌牙的咬合较为靠腭侧,所以嵌体近腭尖的位置要避开对颌功能牙尖,减少侧向力对嵌体的作用。本病例采用白榴石玻璃陶瓷修复,通过额外的上釉烧结过程(850℃、7 分钟),可以明显提升修复体的美学效果。

前磨牙的体积较小,所以在治疗时尽可能减少对牙体组织的破坏,增加牙体组织本身的抗折性,所做的嵌体对医者就位时的要求较高。

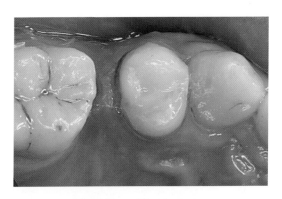

图 5-68　14 嵌体粘接就位

病例 2:

左下第二前磨牙充填体脱落就诊,检查发现曾进行根管治疗,但治疗不完善,根尖欠填。重新根管治疗后,应用椅旁 CAD/CAM 系统行纤维桩核冠修复,选择材料为二矽酸锂加强型玻璃瓷(e.max CAD,HT A2)(图 5-69~ 图 5-88)(本病例由包旭东博士提供)。

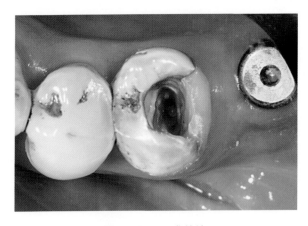

图 5-69　35 术前片

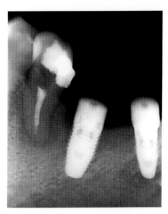

图 5-70　35 X 线片

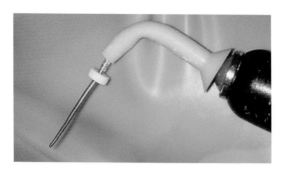

图 5-71　使用携热头烫除根管中上段

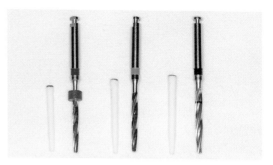

图 5-72　用桩道预备车针修整根管

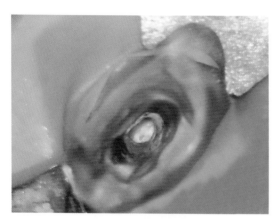

图 5-73　获取桩道

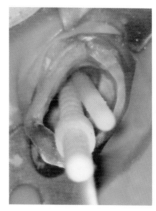

图 5-74　试纤维桩主副桩

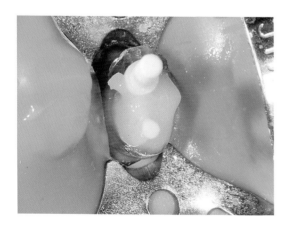

图 5-75　堆筑桩核

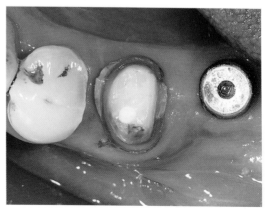

图 5-76　牙体预备后𬌗面观

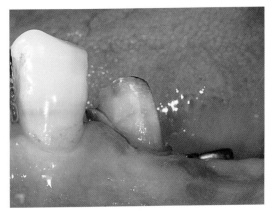

图 5-77　牙体预备后颊面观

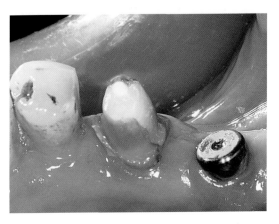

图 5-78　牙体预备后颊面观

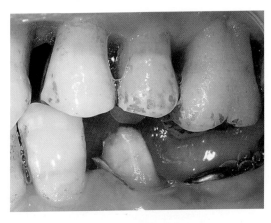

图 5-79　牙体预备后咬合关系

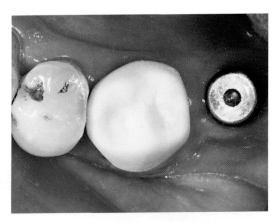

图 5-80　制作完成修复体,试戴

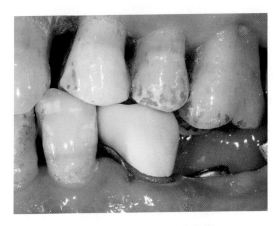

图 5-81　试戴,检查咬合接触

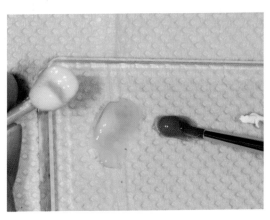

图 5-82　个性化染色

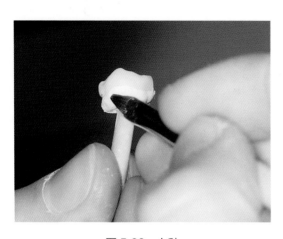

图 5-83　上釉

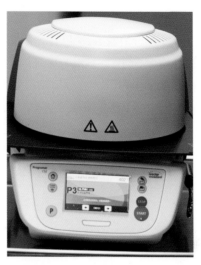

图 5-84　结晶炉快速结晶

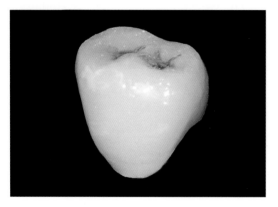

图 5-85　35 嵌体冠制作完成

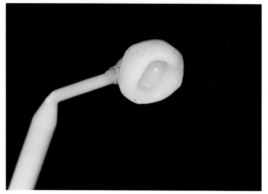

图 5-86　修复体处理后通过粘接棒安放

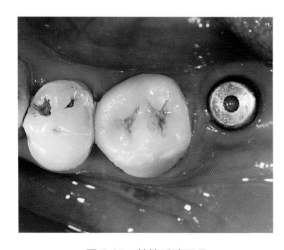

图 5-87　粘接后𬌗面观

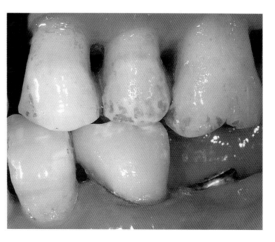

图 5-88　35 冠修复后颊面观

病例 3：

　　磨牙由于承受咬合力较多,所以在牙体缺损和应力集中上较前磨牙更为复杂。磨牙根管治疗后多以高嵌体修复为主,并且对于磨牙的𬌗面磨除量只要达到 1.5mm 即可,并且在剩余牙体组织的嵌体粘接要在釉质上,这样才能承受住咬合的压力以及嵌体边缘上所传导的应力,同时髓腔粘接固位在很大程度上防止了修复体脱落的发生(图 5-89~图 5-101)。

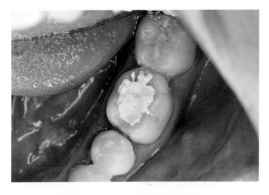

图 5-89　36 根充后氧化锌暂封

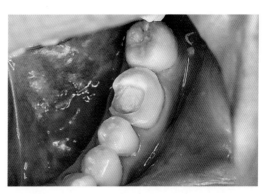

图 5-90　36 高嵌体牙体预备、髓室底流动树脂垫底

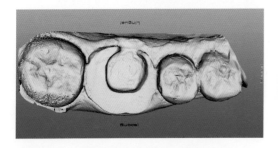

图 5-91　36 及邻牙喷粉取像,获取光学印模

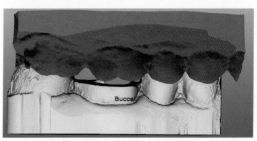

图 5-92　36 咬合关系的确定

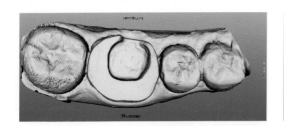

图 5-93　绘制 36 修复体边缘线

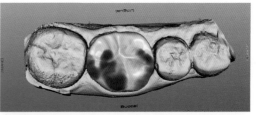

图 5-94　预测 36 高嵌体修复完成效果

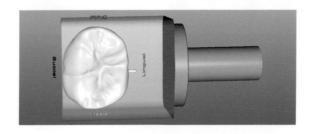

图 5-95　在虚拟瓷块中确定桩道方向,准备研磨

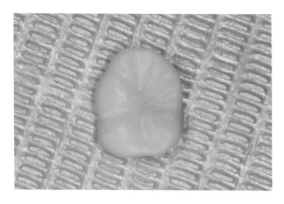

图 5-96 36 高嵌体殆面观

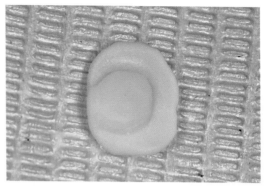

图 5-97 36 修复体组织面

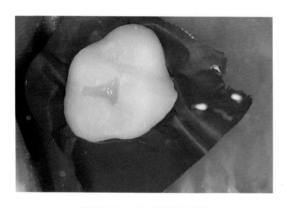

图 5-98 36 高嵌体试戴

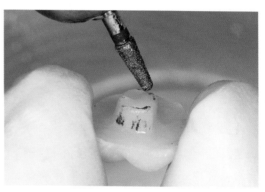

图 5-99 调改修复体组织面高点

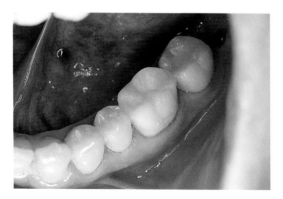

图 5-100 36 高嵌体完全就位

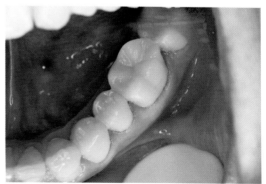

图 5-101 36 高嵌体上釉烧结,粘接固位完成

随着粘接技术的发展,"最小侵入"理念在根管治疗牙的修复中得到最大程度的实践。椅旁 CAD/CAM 制作髓腔高嵌体(endo-only)粘接修复根管治疗后的磨牙,此方法借助髓腔作为机械固位形并提供大范围粘接面,最大限度保存牙体组织。对于缺损较小的磨牙,可以采用局部的嵌体来修复缺损,但要考虑受力的问题,并且因为是磨牙对于咬合力所致的牙隐裂要充分考虑,嵌体边缘要处在非咬合功能尖上(图 5-102、图 5-103)。

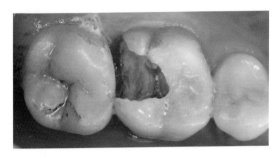

图 5-102　46 根充后牙体预备

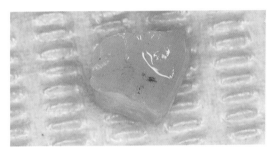

图 5-103　46 嵌体外形

牙颈部是牙齿承受外力的关键部位,其剩余组织的量决定了其抗力。根管治疗过程本身会可能切割颈部组织,降低颈部牙体组织抗力。

病例 4:

患者因左上后牙冷热刺激痛就诊,临床检查见左上第一磨牙近中邻面有牙色充填体,继发龋坏。经检查临床诊断为慢性牙髓炎。治疗计划为根管治疗后行椅旁 CAD/CAM 髓腔高嵌体粘接修复(图 5-104~ 图 5-117)(本病例由包旭东博士提供)。

常规根管治疗后 1 周复诊,临床检查无阳性体征,开始牙体修复。首先比色,选择相应的瓷块颜色为 2M2C(CEREC Blocs,Sirona,German)。去净暂封材料,去除根充牙胶至根管口下方 1mm 处。仅降低近中颊舌尖约 2mm,保存完整的远中边缘嵴,并将髓腔预备成柱状的固位形。磨除锐角,去除倒凹。排龈,上橡皮障隔湿。髓腔涂布自酸蚀粘接剂(SE-Bond,ClearFil),根管口用流动树脂(3M ESPE,Z350)封闭,髓底以 AP-X 树脂(ClearFil)垫底,但保证髓腔至少 2mm 的深度。检查咬合,避免边缘线位于咬合接触区。最后注意将组织面精心打磨圆钝,必须将窝洞侧壁和各壁之间的过渡部分修整圆钝,这是全瓷修复成功的关键。

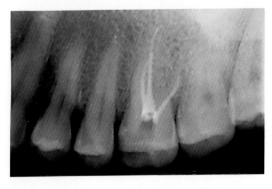

图 5-104　RCT 即刻根尖 X 线片

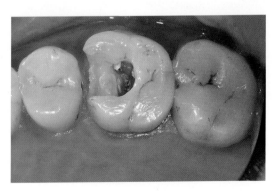

图 5-105　牙体预备前

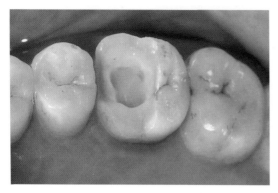

图 5-106　牙体预备降低近中颊舌尖

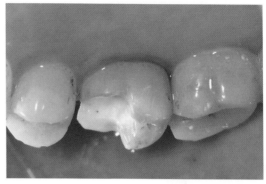

图 5-107　牙体预备腭侧像

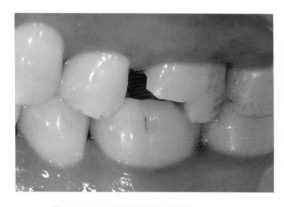

图 5-108　牙体预备颊侧像

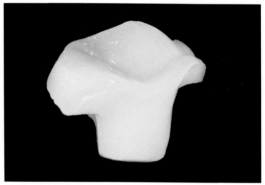

图 5-109　修复体（髓腔高嵌体）

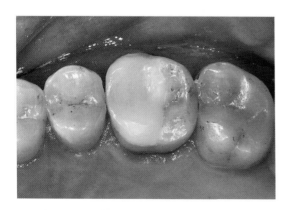

图 5-110　粘接后𬌗面像

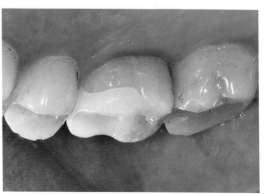

图 5-111　粘接后腭面像

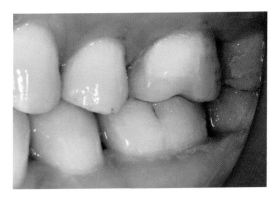

图 5-112　粘接后颊面像

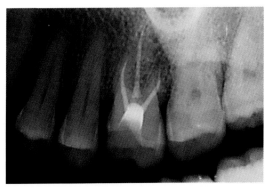

图 5-113　2 年复查根尖 X 线片，未见明显异常

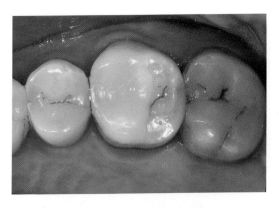

图 5-114　2 年复查𬌗面像

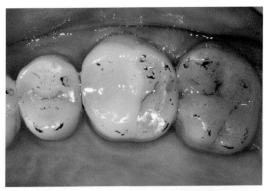

图 5-115　2 年复查咬合接触情况

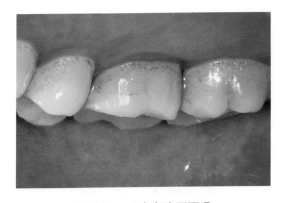

图 5-116　2 年复查腭面观

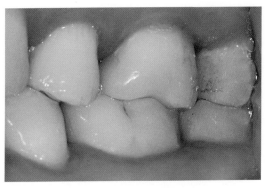

图 5-117　2 年复查颊面观

病例5:

由于磨牙承担了主要的咬合功能,在咀嚼中起着非常重要的作用。损失一颗磨牙,咬合力量会降低30%~40%。对于根管治疗后的磨牙,现在也提倡通过嵌体冠的方式进行修复、重建咬合,可以即刻恢复咀嚼功能,同时也尽可能地保留了天然牙体组织(图5-118~图5-126)。

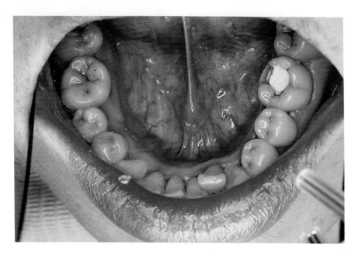

图 5-118　36 根管治疗后玻璃离子暂封

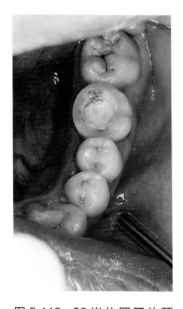 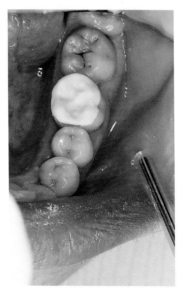 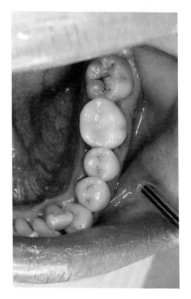

图 5-119　36 嵌体冠牙体预备,降低𬌗面高度,髓室底流动树脂,保留至少 2mm 深度

图 5-120　嵌体冠试戴,检查咬合

图 5-121　嵌体冠上釉烧结后就位粘接

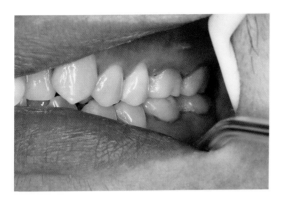

图 5-122　36 修复体粘接后颊面观

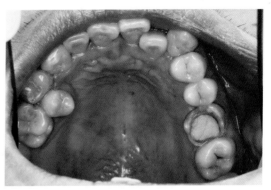

图 5-123　26 根管治疗后玻璃离子暂封

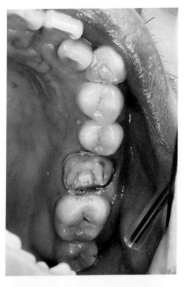

图 5-124　26 嵌体冠牙体预备，降低殆面高度，髓室底流动树脂，电刀修整远中龈缘

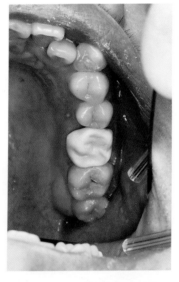

图 5-125　嵌体冠试戴，检查咬合

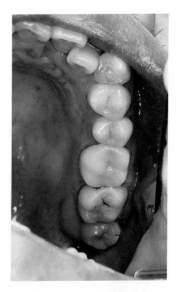

图 5-126　嵌体冠上釉烧结后就位粘接

　　临床上时常会遇到数颗患牙相邻，需要进行根管治疗。在完成基础治疗后，可以通过椅旁 CAD/CAM 系统，一次性获取光学印模信息，逐个设计、制作完成所需修复体，具有方便、快捷、个性化的特点。

　　病例 6：

　　患者 44、45、46 因龋大面积牙体缺损，树脂充填修复 6 个月，自觉咀嚼无力，食物嵌塞，希望得到改善。首先 44、45、46 行根管治疗，观察 1 周后临床检查无阳性体征，计划应用椅旁 CAD/CAM 系统行嵌体冠修复，选择材料为二矽酸锂加强型玻璃瓷（e.max CAD，HT A2）（图 5-127~ 图 5-140）。

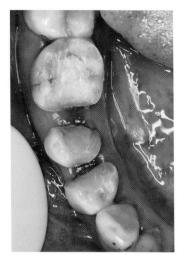

图 5-127　44、45、46 术前𬌗面观

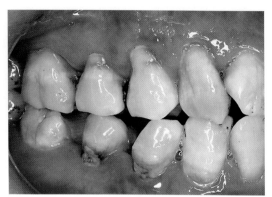

图 5-128　44、45、46 术前颊面观

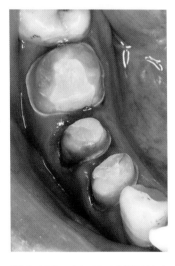

图 5-129　44、45、46 根管治疗后，树脂堆核，嵌体冠牙体预备

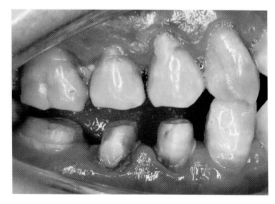

图 5-130　44、45、46 嵌体冠牙体预备后颊面观

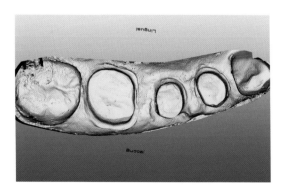

图 5-131　喷粉取像，获取光学印模

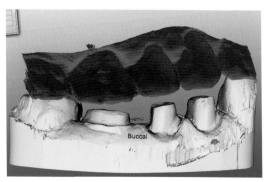

图 5-132　确定咬合关系

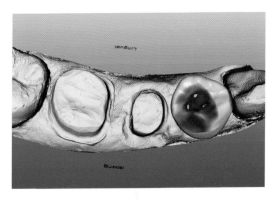

图 5-133　生成 44 虚拟修复体

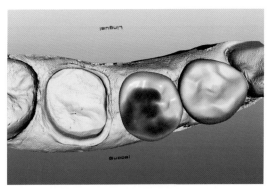

图 5-134　生成 45 虚拟修复体

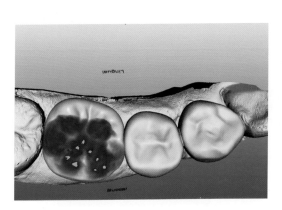

图 5-135　生成 46 虚拟修复体

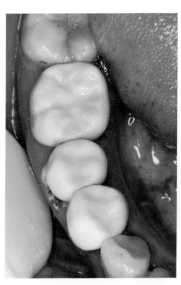

图 5-136　嵌体冠试戴,检查咬合

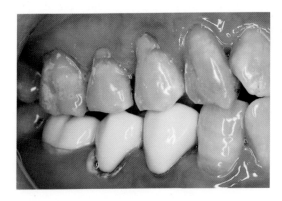

图 5-137　嵌体冠试戴,检查咬合(颊面观)

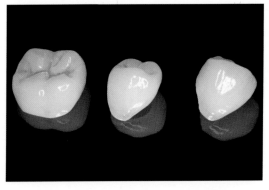

图 5-138　嵌体冠上釉、染色、结晶完成

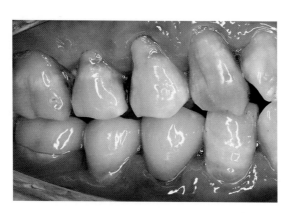

图 5-139　44、45、46 嵌体冠修复后颊面观

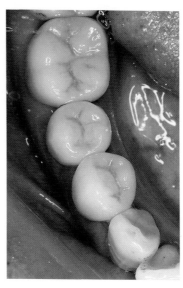

图 5-140　嵌体冠修复后𬌗面观

1年和2年复查,用美国公共健康部制定的评定系统(USPHS)对充填体进行评估,均显示效果良好:修复体色泽自然有光泽,边缘密合无着色,无继发龋坏;修复体及剩余牙体组织均完整无裂纹;牙龈色泽形态正常。咬合检查显示咬合接触均匀,功能正常。该病例在修复设计中采用髓腔嵌体冠的修复方式,保存了颈部牙体组织及其抗力,保留了更多的组织,符合微创修复的理念。

CAD/CAM 的临床应用广泛,有贴面、嵌体、高嵌体等。使得根管治疗后的修复在牙体的预备上比传统冠修复要少了很多。由于其具有极佳的生物相容性和美学效果、良好的耐腐蚀性和耐磨损性,以及密合连续性高,邻面可高度抛光形成良好的邻接关系等优点,瓷嵌体的临床应用越来越广泛。并且陶瓷的生物相容性很好,不溶于唾液及其他酸性、碱性物质,也不会造成过敏反应,对牙龈组织的不良影响较小,不会导致牙龈黑线、红肿出血。

关于这种修复方式,其主要的临床问题包括:嵌体的折裂、适合度、边缘完整性的保持、微渗漏、粘接的失败等。此外,其他影响全瓷嵌体临床修复效果的问题还有如瓷材料的磨耗、对颌牙磨耗、牙龈炎、继发龋、色泽的稳定性和X线阻射等。

相对于粘固材料的磨耗,嵌体以及对𬌗牙的磨耗对其临床成功率的影响是比较小的。在一项体外的研究中,对比各种修复材料的抗磨损性,瓷材料的抗磨损性比复合树脂要高2.5倍。另一项临床研究也显示,全瓷嵌体的磨耗要小于复合树脂嵌体的磨耗。在新的材料中,Duceram 和 Cerec Vitablocs Mk Ⅱ 有着与天然牙体组织类似的磨损率,而 Optec HSP、Dicor Plus、Cerec Vitablocs MKI、Empress 以及 In-Ceram 的硬度则类似于传统的长石质瓷或较其稍高。有三个研究提到了龋坏作为修复失败的原因,每个研究中都有一例修复体由于龋坏而失败。在一项为期三年的临床研究中,尽管患者中有很高比率的龋患高发率者,但所有病例的嵌体周围都未发现有继发龋的发生。然而,需要了解,并非所有的临床研究都进行了影像学的检查来确定是否有邻面龋的发生。这样的结果看起来尚可接受,但我们还需要更长时间的临床观察来确定这一点。

(杨雪超　包旭东　闫亮　王伟东　陈斌　赵世勇)

第六章
前牙复合树脂微创修复

复合树脂粘接修复技术经过多年的发展,其材料本身的机械性能及美观性能有了显著的提升;粘接技术的进步使得粘接强度大大增加,对备牙量的要求越来越少,甚至可以不行牙体预备直接粘接修复。微创美学树脂修复术在此前提条件下应运而生。

微创美学树脂修复术对于因龋病、外伤、发育等原因造成的前牙美观问题,能够以最小的牙体预备量,获得最佳的固位力;得益于复合树脂优异的美学性能,采用复合树脂分层堆塑技术能将前牙形态、颜色、表面纹理等美学特性完美重现,是目前广受青睐的临床治疗技术。

微创美学树脂修复是指在尽可能少地破坏天然牙体组织的前提下,利用树脂材料修复牙齿的美学缺陷,这一概念具体体现在:①无病理破坏的牙体改形,可不进行牙体预备,直接粘接修复;②已成龋洞的部位行微创牙体预备;③已充填治疗的患牙,若无继发龋,仅需对其修补而非完全去除;④牙体预备时使用微创器械和手工器械。

下面详细讲解微创前牙美学树脂修复术的操作步骤及注意事项。

(一) 适应证

1. 前牙龋病或非龋性疾病导致的牙体缺损,面积不大于临床牙冠的 1/2。

2. 前牙微小间隙的关闭。

3. 过小牙的外形重塑。

4. 轻度扭转牙的外形重塑。

5. 前牙轻度、中度变色,树脂贴面。

(二) 禁忌证

1. 缺损面积大于临床牙冠的 1/2,或者缺损达牙龈下过深。

2. 患牙的咬合力过大。

3. 牙体重度变色或者重度扭转的患牙。

(三) 微创美学预备

随着粘接技术的不断迭代,树脂材料的固位力已经逐渐摆脱机械洞形固位的限制。微创牙体预备可以尽可能多地保存天然牙体组织,保留牙体缺损的形态,增大树脂粘接面积。

为了获得更好的美学修复效果,预备洞形入口尽可能选在舌侧;预备唇侧斜面不仅能有效增大粘接面积,而且能使树脂材料与天然牙体之间自然地过渡,视觉效果更佳。

使用专门的微创预备车针及手工器械:微创车针比普通车针更小,更能有效保护天然牙体组织;手工器械能有效去除肉眼难以察觉的牙体菲薄边缘,减少微渗漏的发生。

(四) 比色与照相

决定美学修复成败的一大重要因素即是比色,如今多种美学树脂及修复树脂系统都配有专门的比色板,能在治疗前最大限度地提供最终颜色的选择参考。

比色时应注意以下方面:①比色环境应简约,避免杂色干扰:可利用灰色或黑色背景板置于患牙舌侧排除干扰;②比色时应迅速果断,避免反复比色:多次比色时,人眼色觉疲劳会导致比色失败;③比色光源纯净柔和:避免光源直射或者使用有色光源。

采用专业的数码摄影器材,能有效地还原牙齿的细微形态、色泽与纹理,不仅有利于修复设计,而且美观的摄影照片能直观地体现治疗前后的美学差别,更有利于医患沟通以及提高患者的认同感。

(五) 树脂分层堆塑

多层树脂堆塑技术是目前公认的能完美还原牙体美学细节的临床操作技术。采用不同色泽与质地的树脂模拟正常的牙本质、釉质结构,使用专用的树脂染色剂重现牙体组织的细微颜色纹理。

堆塑时因注意以下几点:

1. 对于前牙累及舌侧的缺损,硅橡胶印模后,在模型上做出诊断蜡型,与患者良好沟通后制作硅橡胶背板,能有效回复舌侧外形,同时给临床操作提供极大的便利。

2. 使用树脂前对其进行加热处理,能有效地增强树脂的可塑性,同时减少气泡的产生。

3. 使用排笔或毛刷堆塑树脂,能使树脂与牙体结合更紧密。

(六) 修形与抛光

树脂堆塑完成后需根据实际情况对其进行形态修整,使其与对侧同名牙协调一致。抛光是微创前牙美学修复的重要步骤,良好的抛光绝对能起到点睛一笔的效果。

采用抛光碟对唇侧光滑面进行序列抛光,能获得与天然牙一样的光泽效果,还能降低菌斑的附着几率,减少继发龋的发生。

使用抛光条带对邻接面进行抛光,减少邻面的细微悬突,减少对龈乳头的刺激,降低食物残渣附着的几率。

下面展示 5 个临床病例,直观地说明微创前牙美学树脂修复技术的具体过程。

病例 1:

患者情况:患者,男,43 岁。

主诉:上门牙刷牙酸痛 2 周,右上门牙白色斑块。

现病史:近 2 周来,上门牙冷水刷牙酸痛,遇甜酸食物酸软不适。右上门牙有白色斑块多年。

检查:11、12 牙颈部见缺损,冷(+),叩(-),松(-),11 唇侧近切缘见白色斑块。

诊断:11、12 楔状缺损;11 矿化不全。

治疗计划:11、12 树脂修复。

治疗步骤(图 6-1~ 图 6-13):

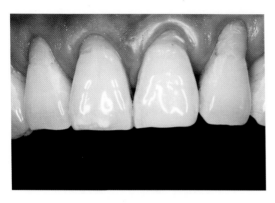

图 6-1 术中可见 11、12 牙颈部楔状缺损,11 唇面近切端白色斑块

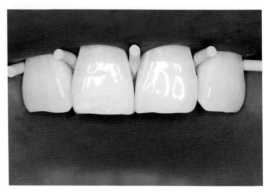

图 6-2 前牙上橡皮障隔离

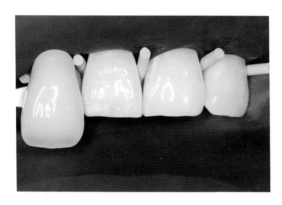

图 6-3 磨除白色斑块,备洞斜面自然光下比色板比色切端为 A1

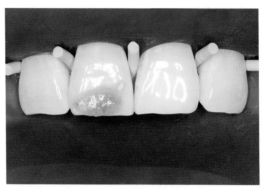

图 6-4 一次酸蚀法酸蚀釉质(酸蚀技术的一种,适用于只涉及釉质或釉质面积较大的缺损)

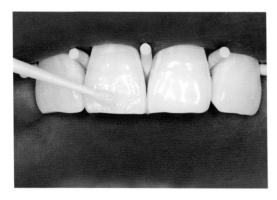

图 6-5 冲洗去除酸蚀剂,干燥釉质表面呈白垩色,涂布粘接剂。20 秒后气枪轻吹让溶剂挥发,形成一薄层粘接层,光照固化 10 秒

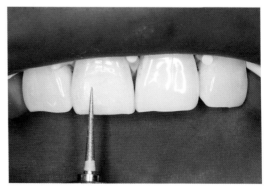

图 6-6 树脂 A1 色充填窝洞成形金刚砂车针修整外形

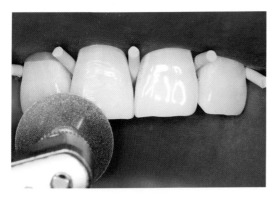

图 6-7　抛光碟精细抛光 1

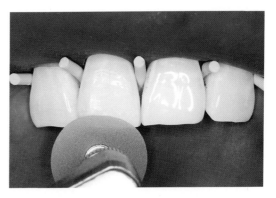

图 6-8　抛光碟精细抛光 2

抛光碟由摩擦颗粒粘接在薄的塑料片上形成颗粒粒度分布广,粗颗粒型作为修形用,细颗粒型作为抛光用。

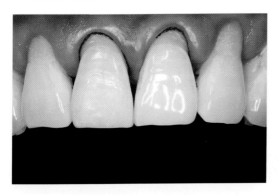

图 6-9　拆除橡皮障,11、12 牙颈部上排龈线

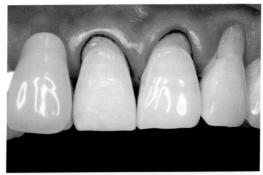

图 6-10　自然光下牙颈部比色 D3

当牙体缺损或预备延伸至龈缘或龈下应使用排龈线以使牙龈暂时性退缩并减少龈沟液的渗出。

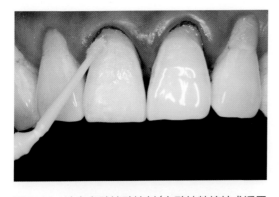

图 6-11　涂布自酸蚀酸蚀剂(自酸蚀粘接技术适用于牙本质的粘接。直接在窝洞内涂布自酸蚀酸蚀剂,作用 20 秒,气枪轻吹,让溶剂挥发,形成薄膜,光固化 10 秒

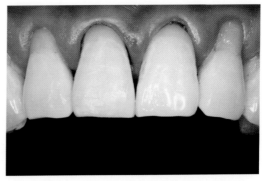

图 6-12　D3 色树脂充填窝洞,修形

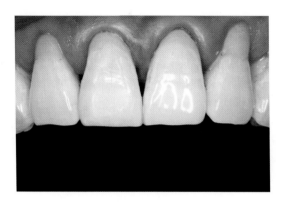

图 6-13　粗抛光、细抛光后完成图

病例 2：

患者情况：患者，男，15 岁。

主诉：上下前牙遇冷热酸痛不适 2 周。

现病史：患者喜饮可乐，不注意口腔卫生。6 个月前发现多颗牙近牙龈部开始蛀牙变黑，近 2 周来遇冷热开始酸痛。

检查：14、13、12、11、21、22、23、24、33、32、43、44 牙颈部见龋损，龋牙本质中深层，冷（±），叩（–），松（–）。

诊断：13、32 中龋；14、12、11、21、22、23、24、33、43、44 深龋。

治疗计划：14、13、12、11、21、22、23、24、33、32、43、44 美容树脂修复。

治疗步骤（图片收集以 12、11、21、22 为例）（图 6-14~ 图 6-25）：

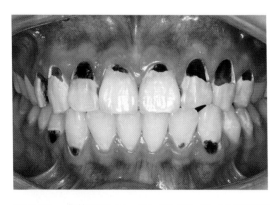

图 6-14　术前可见 14—24,33、32、43、44 唇侧牙颈部龋损

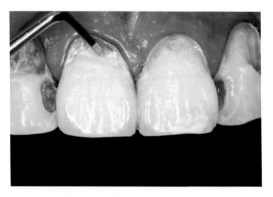

图 6-15　21—12 球钻联合微创挖器去除龋坏组织，备洞斜面，上排龈线

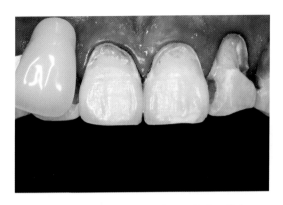

图 6-16　12—22 上排龈线,自然光下比色

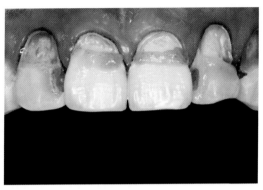

图 6-17　12—22 全酸蚀酸蚀釉质洞缘色板比釉质色:B2

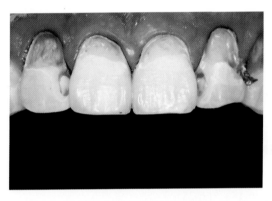

图 6-18　流水清除酸蚀剂,洞缘呈白垩色,B2 色树脂修复釉质层

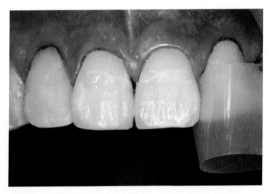

图 6-19　D3 色树脂充填 12—22 牙本质层,12、22 光敏 Ca(OH)$_2$ 垫底,光照 20 秒

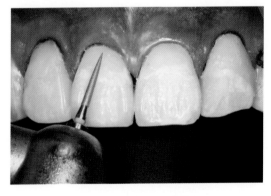

图 6-20　金刚砂车针修整外形

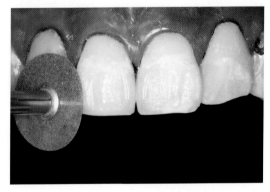

图 6-21　抛光碟序列抛光

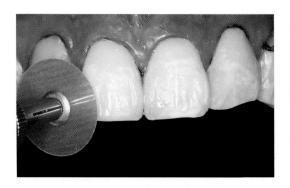

图 6-22　抛光碟序列抛光

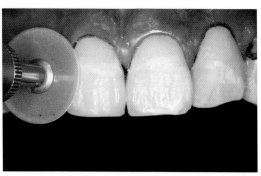

图 6-23　抛光碟序列抛光

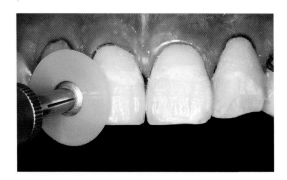

图 6-24　抛光碟序列抛光

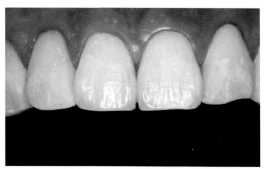

图 6-25　完成图

病例 3：

患者情况：患者,女,33 岁。

主诉：右上门牙崩折 1 天。

现病史：1 天前右上门牙咬到硬物,部分崩折,遇冷酸软。

检查：11 近中切角缺损约 1/3,冷(±),瞬间不适感消失,叩(-),松(-)。

诊断：11 牙体缺损。

治疗计划：11 树脂修复。

治疗步骤(图 6-26~ 图 6-28)：

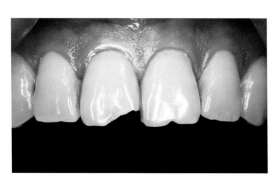

图 6-26　11 切角缺损

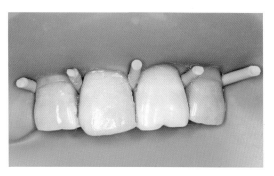

图 6-27　橡皮障隔湿,树脂修复

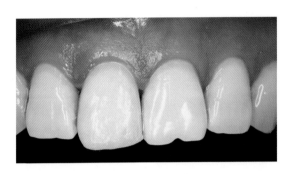

图 6-28　精修完成

病例 4：

患者情况：患者，女，20 岁。

主诉：左上门牙缺损 2 年。

现病史：2 年前外伤导致门牙缺损，无特殊不适。

检查：21 切缘缺损约 1/3，冷（–），叩（–），松（–）。

诊断：21 牙体缺损。

治疗计划：21 树脂修复。

治疗步骤（图 6-29~ 图 6-42）：

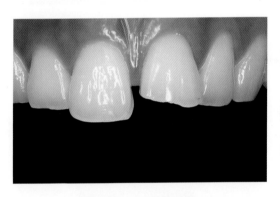

图 6-29　21 切缘缺损

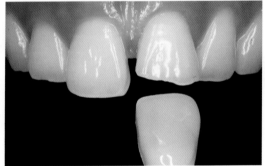

图 6-30　釉质比色

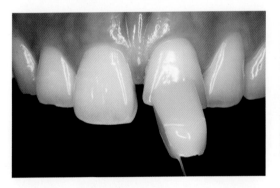

图 6-31　牙本质比色

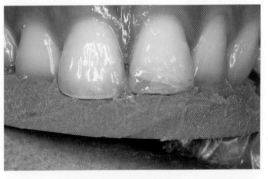

图 6-32　背板制作（树脂直接堆塑于缺损部位，患者对外形满意后直接硅橡胶取模）

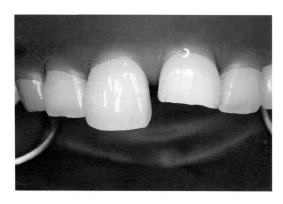

图6-33　隔湿，牙体预备

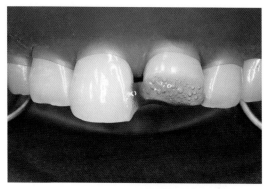

图6-34　磷酸酸蚀

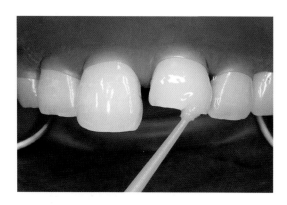

图6-35　涂布粘接剂

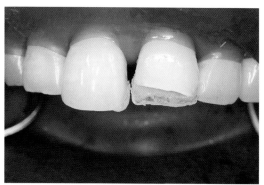

图6-36　舌侧釉质堆塑

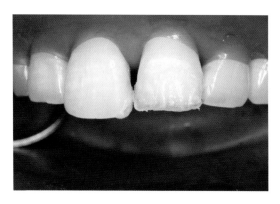

图6-37　堆塑牙本质

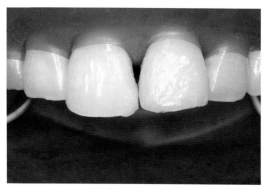

图6-38　堆塑完成

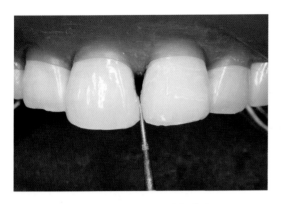

图 6-39　金刚砂车针粗抛光

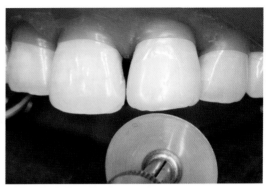

图 6-40　抛光碟精细抛光

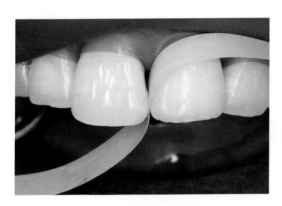

图 6-41　抛光条邻面抛光

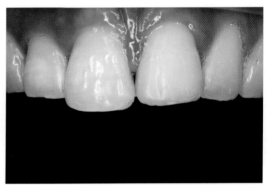

图 6-42　治疗后

病例 5：

患者情况：患者，男，10 岁。

主诉：上前牙折断 1 年余。

现病史：1 年前外伤导致右上前牙折断。

检查：11 远中切缘缺损约 1/3，冷 (−)，叩 (−)，松 (−)。

诊断：11 牙体缺损。

治疗计划：11 树脂修复。

治疗步骤（图 6-43~图 6-58）：

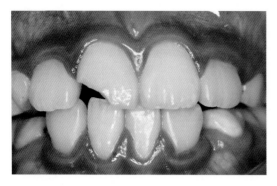

图 6-43　治疗前

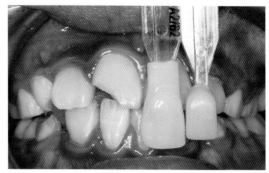

图 6-44　比色

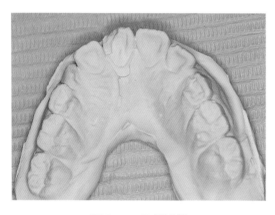

图 6-45　取模灌模

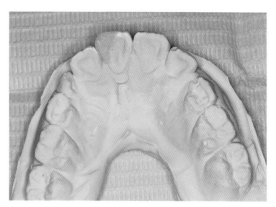

图 6-46　制作诊断蜡型

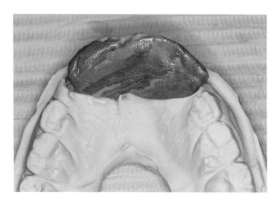

图 6-47　硅橡胶取模

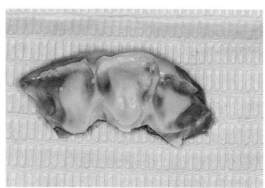

图 6-48　制作背板

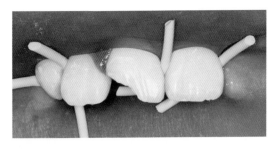

图 6-49　橡皮障隔湿，牙体预备

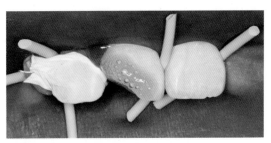

图 6-50　磷酸酸蚀

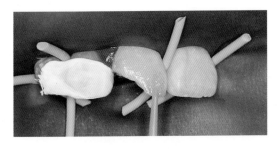

图 6-51　涂布粘接剂

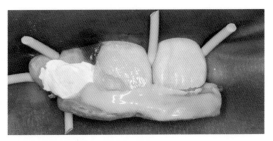

图 6-52　舌侧树脂堆塑

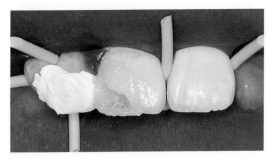

图 6-53　舌侧树脂堆塑完成

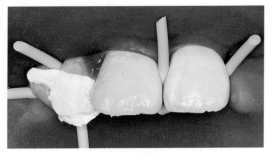

图 6-54　树脂堆塑完成

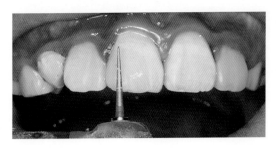

图 6-55　粗抛光

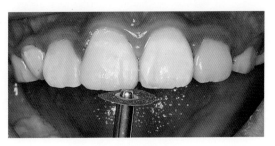

图 6-56　精细抛光

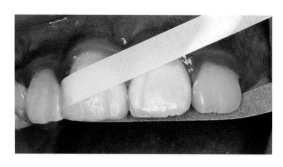

图 6-57 邻面抛光

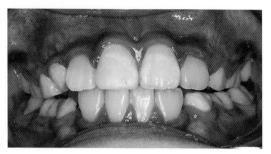

图 6-58 治疗后

（魏　珍　何丰鹏　何纪文）

第七章
临床典型病例

第一节　前牙外伤复合树脂修复

病例1：

患者情况：患者，男，25岁。

主诉：上前牙唇侧牙龈出血瘘管1周。

现病史：上前牙外伤冠折1年，唇侧牙龈出现瘘管1周，伴有自发性疼痛。

检查：11冠1/3折，唇侧有一瘘管，冷（−），叩（+），无松动。X线显示11根尖低密度影，未见明显根折影。

诊断：11慢性根尖周炎；冠折。

治疗计划：①11根管治疗；②树脂修复11冠折。

治疗步骤（图7-1~图7-18）：

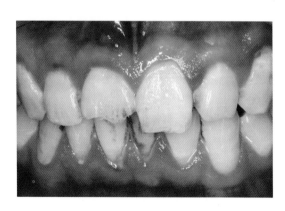

图7-1　术前可见11冠1/3折，唇侧有一瘘管

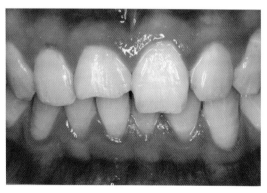

图7-2　根充后唇面观

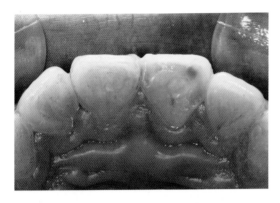

图 7-3　根充后腭面观图

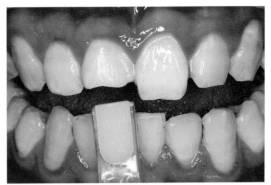

图 7-4　自然光下比色板比色为 A2

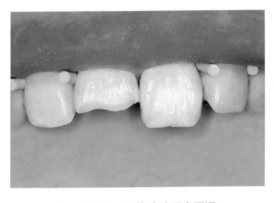

图 7-5　前牙上橡皮障隔离隔湿

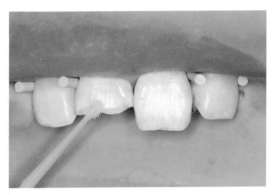

图 7-6　涂布自酸蚀粘接剂

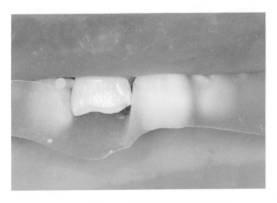

图 7-7　使用赛璐珞条制作简易导板

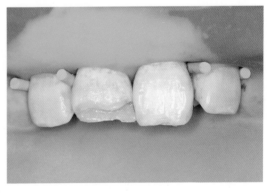

图 7-8　恢复腭侧壁

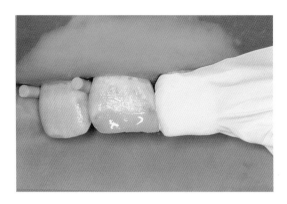

图 7-9　复合树脂分层分区充填

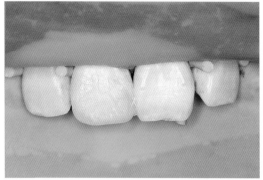

图 7-10　充填完成

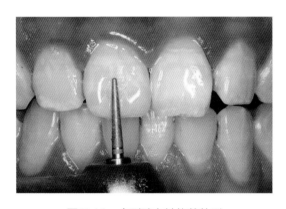

图 7-11　金刚砂车针修整外形

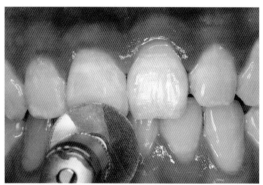

图 7-12　精细抛光

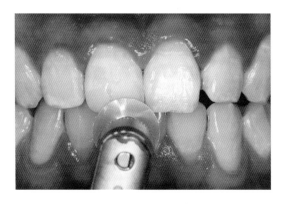

图 7-13　精细抛光

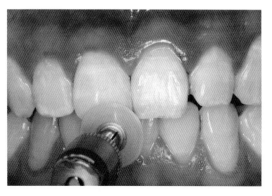

图 7-14　精细抛光

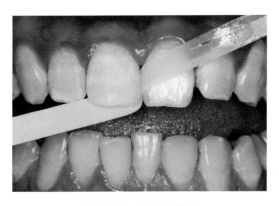

图 7-15 邻面抛光图

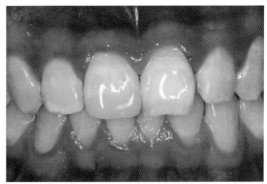

图 7-16 完成后

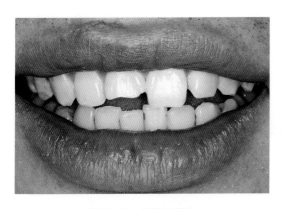

图 7-17 术前自然观

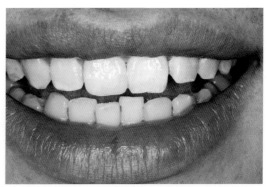

图 7-18 术后自然观

病例2：

患者情况：患者，男，40岁。

主诉：上前牙遇冷酸感1个月。

现病史：上前牙外伤牙体部分缺损1个月，偶有遇冷一过性酸感。

检查：11远中缺损切角、21近中切角缺损，冷（+），叩（-），无松动；X线显示11、12根尖未见低密度影，未见明显根折影。

诊断：11冠折；21冠折。

治疗计划：①树脂修复11冠折；②树脂修复21冠折。

治疗步骤（图7-19~图7-34）：

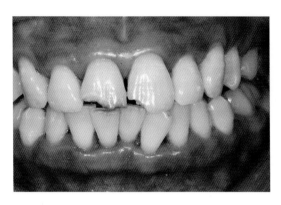

图 7-19 术前可见 11、21 切角缺损

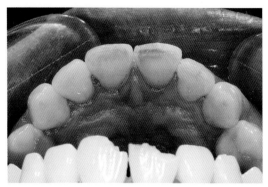

图 7-20 术前腭面观

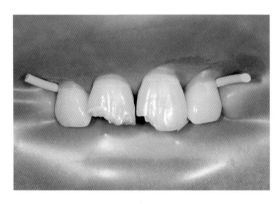

图 7-21 前牙上橡皮障隔离

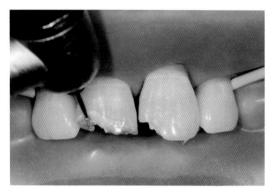

图 7-22 微创车针修整洞形

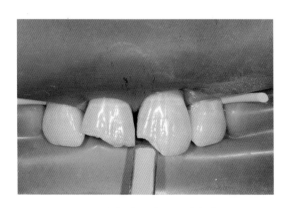

图 7-23 自然光下比色板比色为 A3

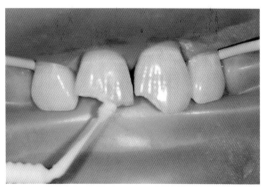

图 7-24 涂布自酸蚀粘接剂

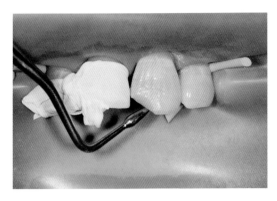

图 7-25 微创充填器分层充填

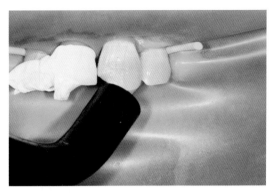

图 7-26 分层光照固化

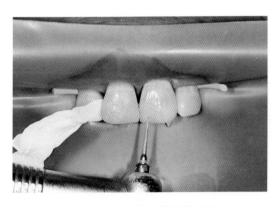

图 7-27 金刚砂车针修整外形

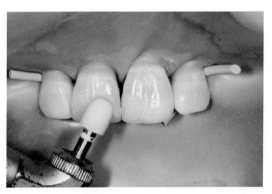

图 7-28 粗抛唇面

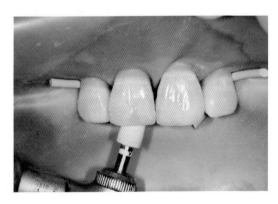

图 7-29 粗抛腭面

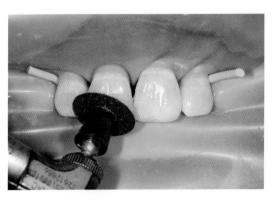

图 7-30 精细抛光

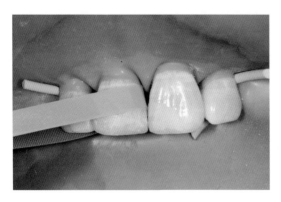

图 7-31　邻面抛光

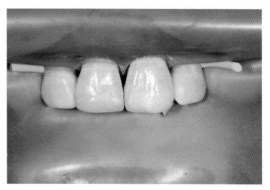

图 7-32　完成后

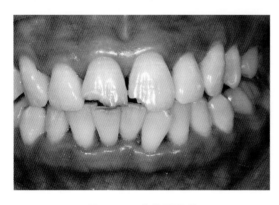

图 7-33　术前唇面观

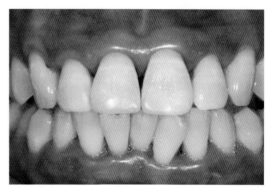

图 7-34　术后唇面观

第二节　前牙间隙复合树脂修复

前牙间隙存在不仅影响美观,而且影响发音和咀嚼功能。近年来,随着光固化复合树脂材料性能的改进和粘接强度的提高以及前牙美学修复技术的进步,以往烤瓷冠修复、正畸牵引等关闭前牙间隙的传统方法不再是最佳的手段。光固化复合树脂用于关闭前牙间隙具有其独特的优点:

1. 体现微创修复理念,磨除牙体组织少,不损伤正常牙体组织。

2. 费用低,操作简便,耗时短。

3. 色泽天然逼真,比传统烤瓷牙更自然。

病例 1:

患者情况:患者,女,30 岁。

主诉:上前牙中缝较宽多年。

现病史:上前牙中线缝隙较大,自觉影响美观。

检查:11、21 邻间隙较宽,21 切缘树脂旧充变色,冷(-),叩(-),无松动。

诊断:11、21 邻间隙异常。

治疗计划:复合树脂修复 11、21 邻间隙。

治疗步骤(图 7-35~ 图 7-46):

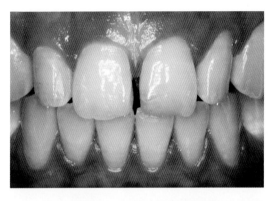

图 7-35　术前可见 11、21 邻间隙较宽,21 切缘树脂充填物变色

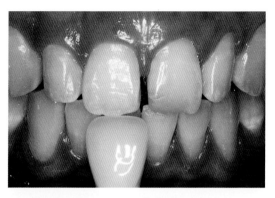

图 7-36　自然光下比色板比色为 A2

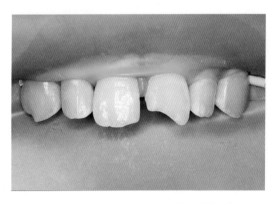

图 7-37　微创车针去除树脂旧充,修整洞形

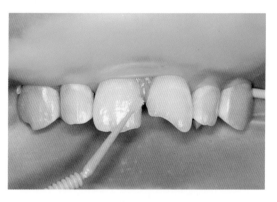

图 7-38　涂布自酸蚀粘接剂

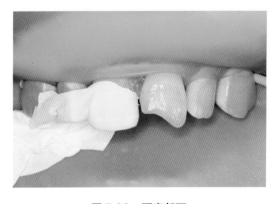

图 7-39　隔离邻牙

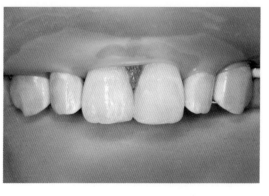

图 7-40　树脂分层充填

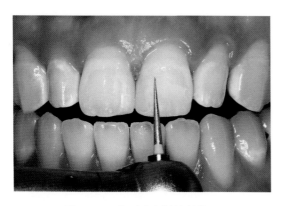

图 7-41　金刚砂车针修整外形

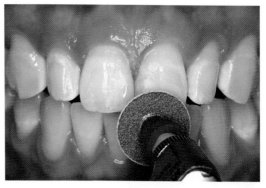

图 7-42　精细抛光

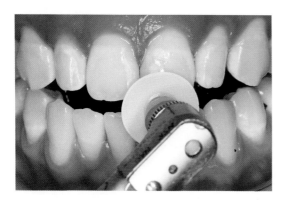

图 7-43　精细抛光

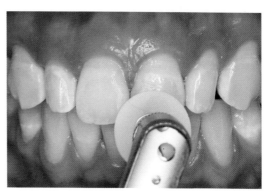

图 7-44　精细抛光

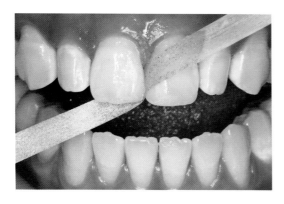

图 7-45　邻面抛光

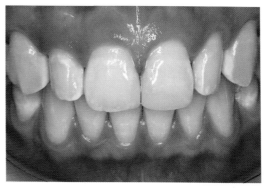

图 7-46　术后自然观

病例 2：

患者情况：患者，男，24 岁，11、21 间隙较宽。

治疗计划：复合树脂关闭 11、21 间隙。

治疗步骤（图 7-47~ 图 7-50）：

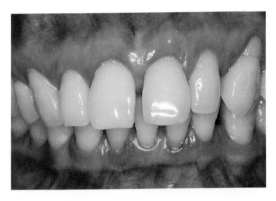

图 7-47　术前唇面观

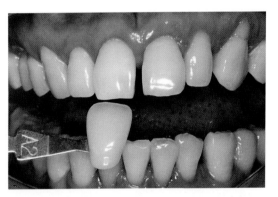

图 7-48　比色板比色 A2

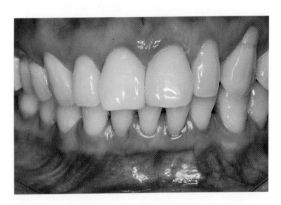

图 7-49　术后唇面观

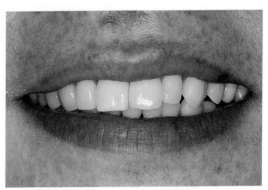

图 7-50　术后自然观

病例 3：

患者情况：患者，女，27 岁，11、21 间隙较宽，伴釉质缺损。

治疗计划：复合树脂关闭 11、21 间隙，修复釉质缺损。

治疗步骤（图 7-51、图 7-52）：

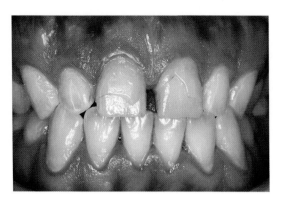

图 7-51　术前唇面观

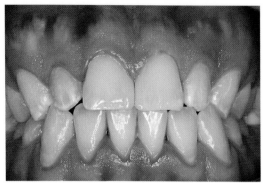

图 7-52　术后唇面观

第三节　前牙龋损复合树脂修复

病例 1：

患者情况：患者，女，36 岁。

主诉：上前牙中缝变黑 6 个月。

现病史：上前牙中缝发现变黑 6 个月，未觉明显不适感。

检查：11、21 近中邻面树脂充填物边缘龋坏，12 近中邻面龋坏，冷（-），叩（-），无松动。

诊断：11、21 继发龋；12 中龋。

治疗计划：复合树脂修复 11、21、12 龋坏。

治疗步骤（图 7-53~ 图 7-75）：

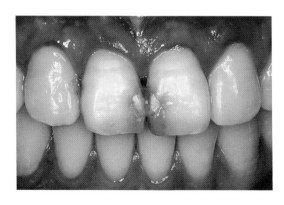

图 7-53　术前可见 11、21 近中邻面继发龋，12 近中邻面龋坏

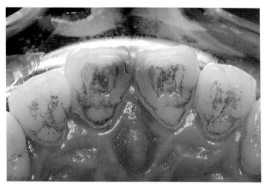

图 7-54　术前腭面观

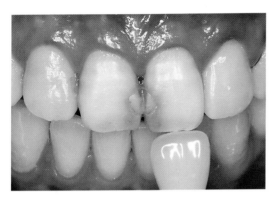

图 7-55　自然光下比色板比色为 A2

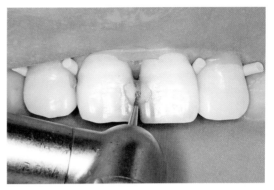

图 7-56　微创车针去龋，修整洞形

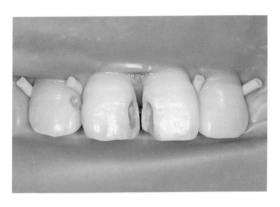

图 7-57　洞形预备后唇面观

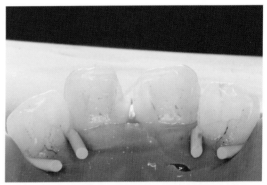

图 7-58　洞形预备后腭面观

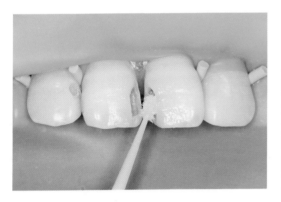

图 7-59　涂布自酸蚀粘接剂

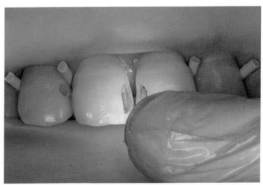

图 7-60　光照固化

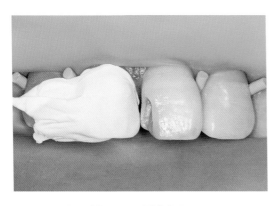

图 7-61　隔离邻牙

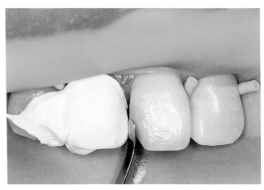

图 7-62　分层充填

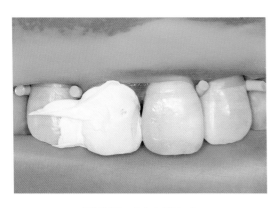

图 7-63　21 充填完成

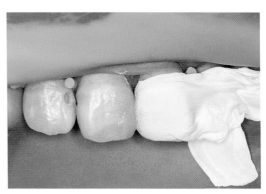

图 7-64　继续充填 11

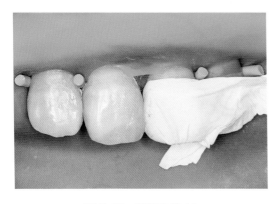

图 7-65　继续充填 12

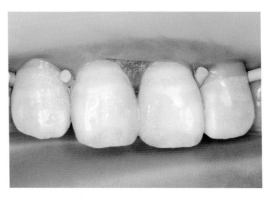

图 7-66　初始完成观

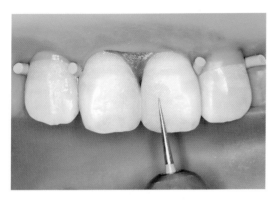

图 7-67　金刚砂车针修整外形

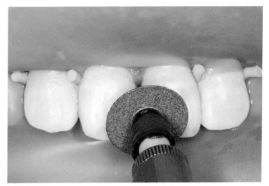

图 7-68　精细抛光

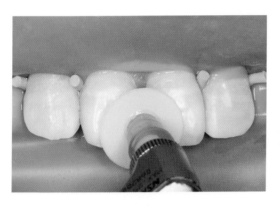

图 7-69　精细抛光

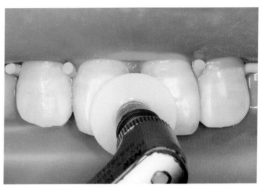

图 7-70　精细抛光

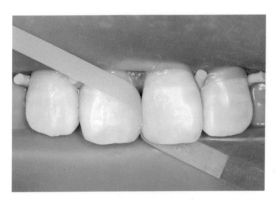

图 7-71　邻面抛光

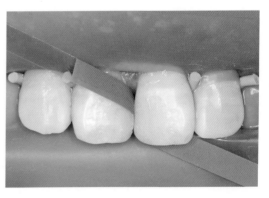

图 7-72　邻面抛光

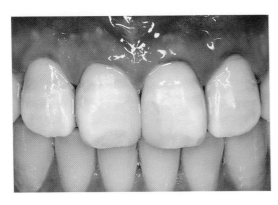

图 7-73　完成唇面观

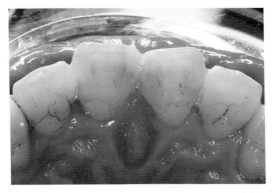

图 7-74　完成腭面观

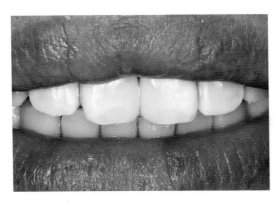

图 7-75　术后自然观

病例 2:

患者情况:患者,女,28 岁。

主诉:上前牙中缝变黑。

现病史:上前牙数年树脂修复史,数月来自觉牙体颜色逐渐变黑,未觉明显不适感。

检查:11、21 舌侧近中邻面龋坏,冷(−),叩(−),无松动。

诊断:11、21 继发龋。

治疗计划:复合树脂修复 11、21。

治疗步骤(图 7-76~ 图 7-93):

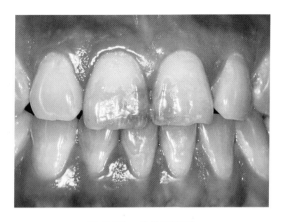

图 7-76　术前唇面观

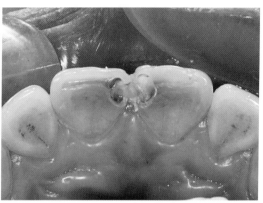

图 7-77　术前腭面观

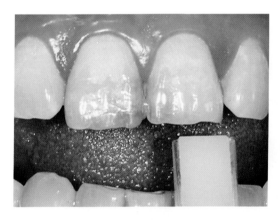

图 7-78　比色板比色 A3

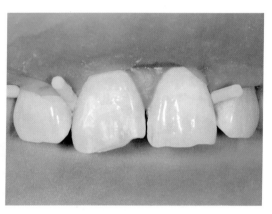

图 7-79　橡皮障隔湿,去龋牙体预备

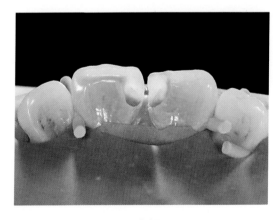

图 7-80　去龋腭面观

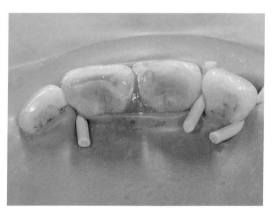

图 7-81　光固化氢氧化钙护髓

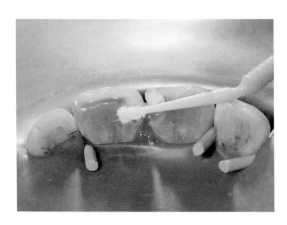

图 7-82　涂布自酸蚀粘接剂

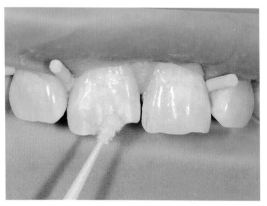

图 7-83　涂布自酸蚀粘接剂

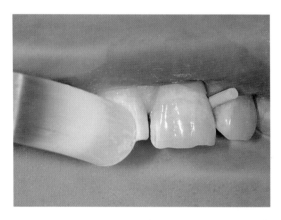

图 7-84　光照固化

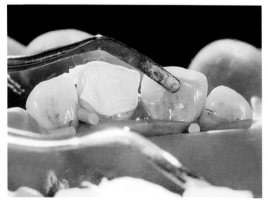

图 7-85　隔离邻牙，分层充填

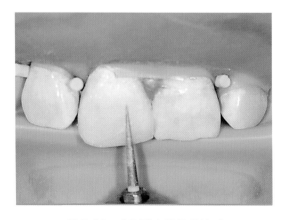

图 7-86　金刚砂车针修整外形

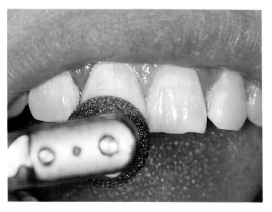

图 7-87　精细抛光

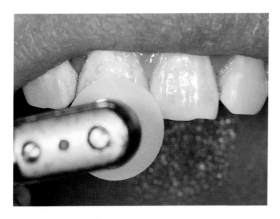

图 7-88 精细抛光

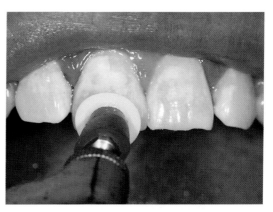

图 7-89 精细抛光

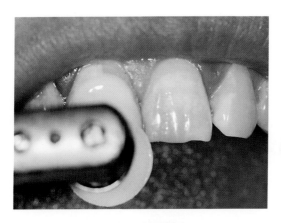

图 7-90 精细抛光

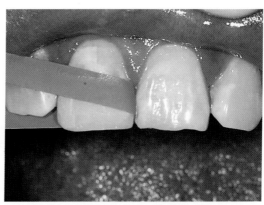

图 7-91 邻面抛光

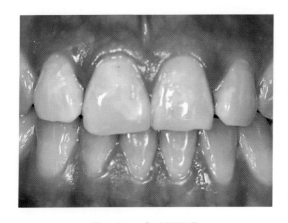

图 7-92 术后唇面观

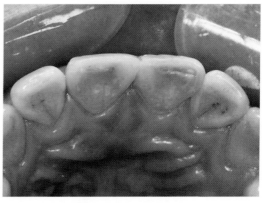

图 7-93 术后腭面观

第四节　前后牙复合树脂替换修复

病例 1:

患者情况:患者,女,30 岁。

主诉:上前牙树脂修复 2 个月,术后不满意。

现病史:上前牙 2 个月前因牙体缺损复合树脂修复,术后对于修复体颜色不满意,希望重新替换更为美观的修复体,未觉其他明显不适感。

检查:11、21 牙冠切 1/3 树脂充填物存,颜色较邻近牙体为暗;13、23 唇面切 1/3 釉质发育不全;冷(–),叩(–),无松动。

诊断:11、21 不良修复体;13、23 釉质发育不全。

治疗计划:复合树脂替换修复 11、21;复合树脂修复 13、23 釉质发育不全。

治疗步骤(图 7-94~ 图 7-103):

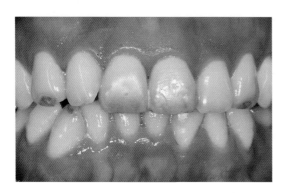

图 7-94　术前唇面观

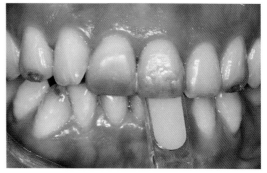

图 7-95　比色板比色 A2

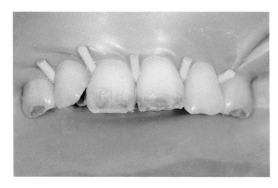

图 7-96　去除原有树脂充填物,露出 12、21 切端釉质发育不全缺损

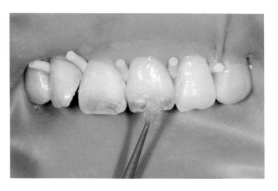

图 7-97　涂布自酸蚀粘接剂

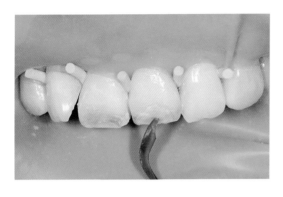

图 7-98 OA2（遮色层）、A2（釉质层）双色分层充填

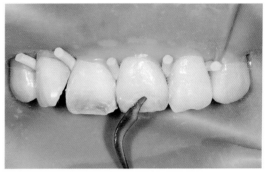

图 7-99 OA2（遮色层）、A2（釉质层）双色分层充填

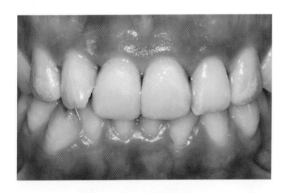

图 7-100 初始完成观

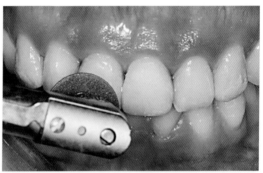

图 7-101 序列精细抛光

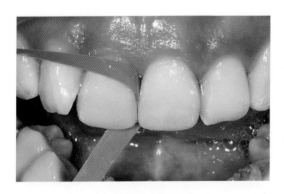

图 7-102 邻面抛光

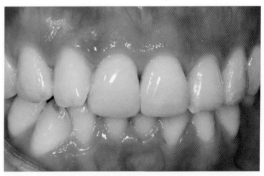

图 7-103 唇面完成观

银汞合金作为经典的补牙材料,具有结实、耐磨、对牙髓无明显刺激、可塑性大等优点。但是,由于不是牙色材料,美观性较差。此外,银汞合金自身的性能就是先膨胀后收缩,刚充填的银汞合金自身膨胀,使材料和牙齿衔接密切,但是,使用一段时间之后,银汞合金自身又出现收缩,导致材料和牙体之间有细微接缝,易导致细菌堆积,出现材料边缘牙体继发龋坏。

复合树脂最突出的优点就是美观,可提供与牙齿最佳的颜色匹配。此外,近年来新型纳米复合树脂的不断改进,使其强度有了显著提高,不需要制备特殊的形状,对牙齿的切削量远比银汞合金充填少,且体积变形量显著减少,显著降低了继发龋发生的几率。

病例2:

患者情况:患者,女,22岁。

主诉:左下后牙银汞充填数月,术后对于美观不满意。

现病史:左下后牙因龋坏数月前银汞充填,术后对于修复体颜色不满意,希望重新替换更为美观的修复体,未觉其他明显不适感。

检查:37咬合面银汞充填物存,充填物边缘龋坏;冷(−),叩(−),无松动。

诊断:37不良修复体,37继发龋。

治疗计划:复合树脂替换修复37。

治疗步骤(图7-104~图7-114):

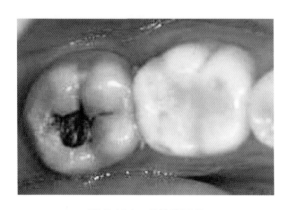

图7-104 术前殆面观

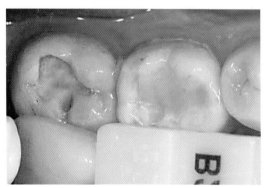

图7-105 比色板比色B3

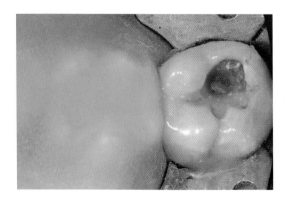

图7-106 洞形预备

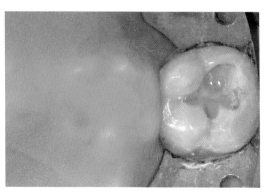

图7-107 光固化氢氧化钙护髓

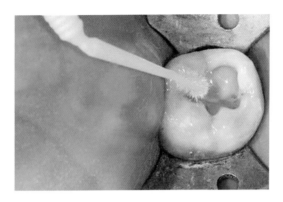

图 7-108　涂布自酸蚀粘接剂

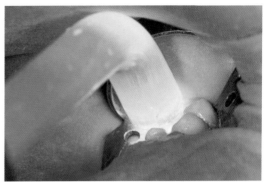

图 7-109　光照固化 10 秒

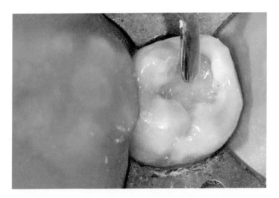

图 7-110　分层充填固化

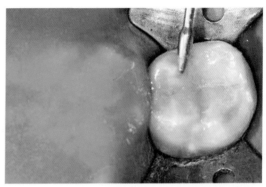

图 7-111　分层充填固化

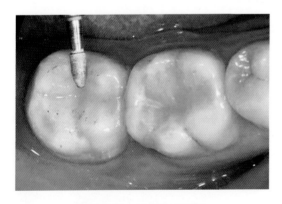

图 7-112　咬合高点调整

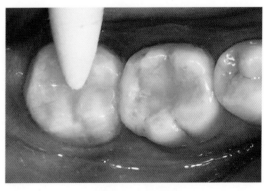

图 7-113　序列抛光

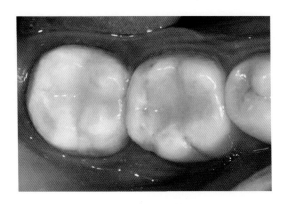

图 7-114　术后𬌗面观

第五节　椅旁 CAD/CAM 牙体修复

病例 1(本病例由包旭东博士提供)：

患者情况：患者，女，36 岁。

现病史：右下后牙冷热刺激痛 3 天。

检查：46 探痛，但未及穿髓点，去除腐质后可见颊𬌗面洞型，患牙近远中边缘嵴完整，叩诊（±），冷（++），热（++）。

诊断：46 慢性牙髓炎。

治疗计划：二矽酸锂加强型玻璃瓷（e.max CAD）进行髓腔高嵌体的修复。

治疗步骤（图 7-115~ 图 7-122）：

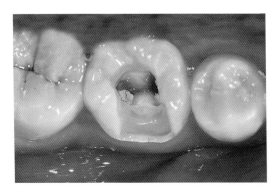

图 7-115　牙体缺损情况

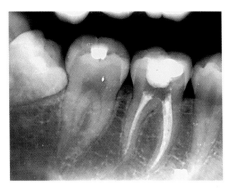

图 7-116　根管充填后

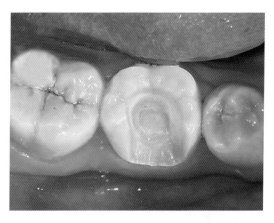

图 7-117　复合树脂垫底,去除髓腔倒凹,牙体预备

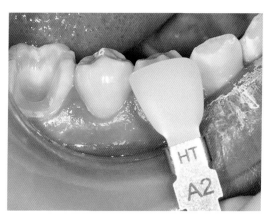

图 7-118　比色(由于修复体较小,考虑选用通透性较高的 e.max 瓷块)

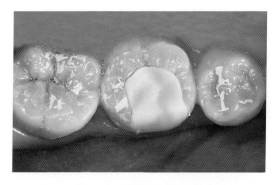

图 7-119　计算机辅助制作完成的修复体

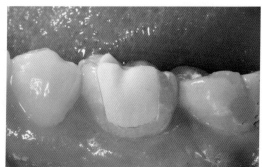

图 7-120　颊侧观,显示边缘密和(结晶前)试戴,显示边缘密和

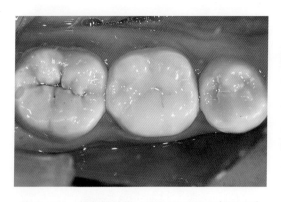

图 7-121　修复体染色上釉后粘接就位(𬌗面观)

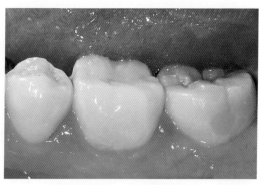

图 7-122　修复体染色上釉后粘接就位(颊面观)

病例2(本病例由包旭东博士提供):

患者情况:患者,女,43 岁。

现病史:左上前牙充填体颜色不佳,要求治疗改善。

检查:21 充填体仍在,牙冠变色,釉质部分缺损,冷(−),叩(−),无松动。

诊断:原根管治疗不良。

治疗计划:重新根管治疗后,利用椅旁 CAD/CAM 系统进行纤维桩核冠修复。

治疗步骤(图 7-123~ 图 7-130):

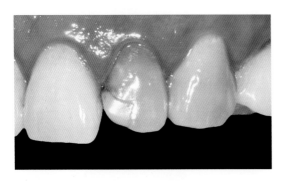

图 7-123 术前像

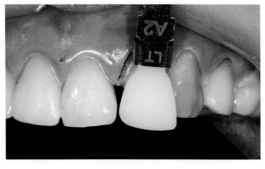

图 7-124 比色,选择 e.max LTA2 瓷块

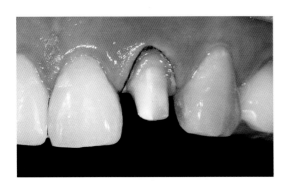

图 7-125 牙体预备后,颊面观

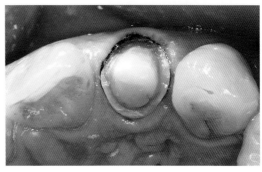

图 7-126 牙体预备后,切缘观,可见连续流畅的 1mm 肩台

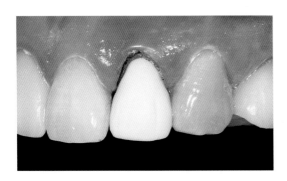

图 7-127 计算机辅助设计、辅助制作

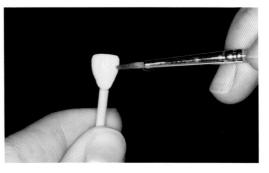

图 7-128 染色、上釉完成修复体制作,试戴,检查就位和边缘

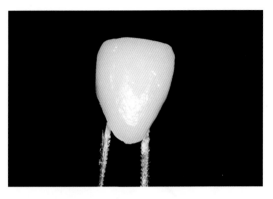

图 7-129 修复体完成烧结后

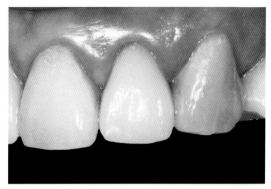

图 7-130 粘接后

病例 3：

患者情况：患者，女，46 岁。

主诉：左下后牙根管治疗 2 周，希望恢复咬合功能。

现病史：左下后牙根管治疗 2 周，牙体缺损采用玻璃离子暂封，术后无明显不适症状，希望更换永久性修复体，恢复咬合功能。

检查：35 牙冠降低，近远中邻𬌗面大面积玻璃离子暂封物存，邻间隙食物嵌塞可见；冷(−)，叩(−)，无松动。

诊断：35 不良修复体。

治疗计划：35 去除暂封物，应用椅旁 CAD/CAM 系统行纤维桩核冠修复 35，选择材料为二矽酸锂加强型玻璃瓷(e.max CAD，HT A2)。

治疗步骤(图 7-131～图 7-140)：

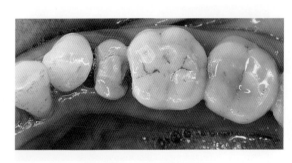

图 7-131 35 术前𬌗面像

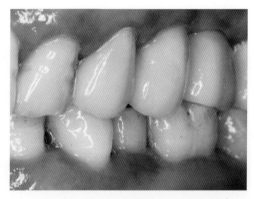

图 7-132 35 术前颊面像

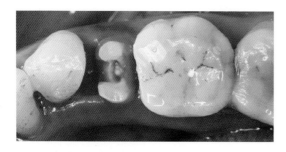

图 7-133　去除暂封物，暴露根充材料

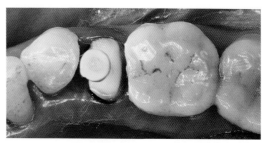

图 7-134　放置纤维桩，堆筑树脂核

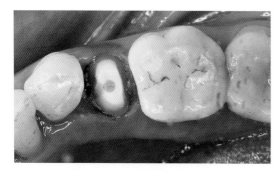

图 7-135　牙体预备后𬌗面观

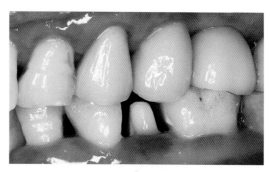

图 7-136　牙体预备后咬合关系

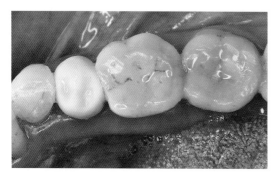

图 7-137　制作完成修复体，试戴

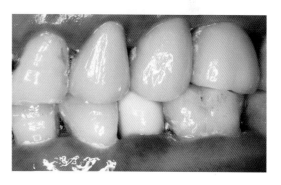

图 7-138　试戴，检查咬合接触

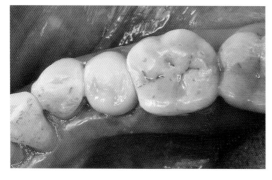

图 7-139　上釉结晶后完成粘接，𬌗面观

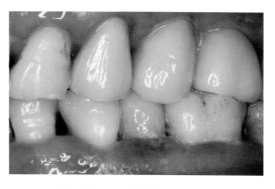

图 7-140　35 桩冠修复后颊面观

病例 4：

患者情况：患者，男，38 岁。

主诉：左上后牙根管治疗 1 周,希望完成冠修复。

现病史：左上后牙根管治疗后 1 周,术后自觉咀嚼无力无明显不适,希望能够行冠修复,进一步保护患牙,恢复正常咬合功能。

检查：26 𬌗面窝洞树脂充填物存,𬌗面降低,无咬合接触,冷(−),叩(−),无松动。

诊断：26 不良修复体。

治疗计划：CAD/CAM 制作全冠修复 26。

治疗步骤(图 7-141~ 图 7-148)：

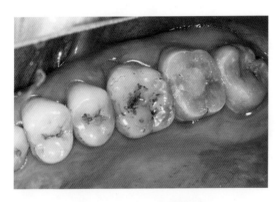

图 7-141　26 术前𬌗面像

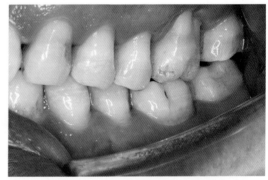

图 7-142　26 术前颊面像,检查咬合

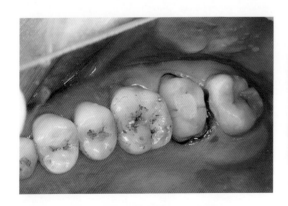

图 7-143　牙体预备后𬌗面观

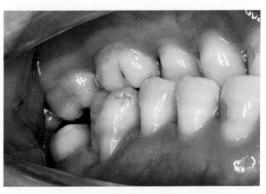

图 7-144　牙体预备后咬合关系

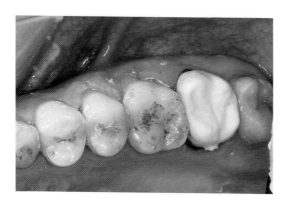

图 7-145 制作完成修复体,试戴

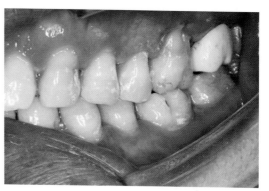

图 7-146 试戴,检查咬合接触

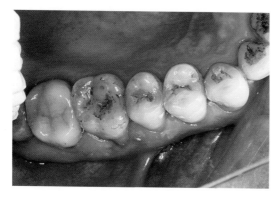

图 7-147 上釉结晶后完成粘接,𬌗面观

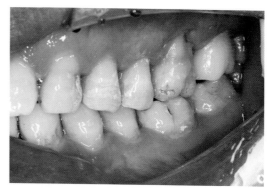

图 7-148 26 全冠修复后颊面观

病例 5:

患者情况:患者,女,46 岁。

主诉:右下前牙外伤折断多年,要求修复。

现病史:右下前牙多年前因外伤导致部分牙齿折断,无明显不适,希望能够进行修复。

检查:41 切 1/3 折断,牙体变色,未见髓腔暴露,无咬合接触,冷(−),叩(−),无松动。X 线显示断端近髓腔,根尖未见明显暗影。

诊断:41 死髓牙、牙横折。

治疗计划:41 根管治疗、CAD/CAM 制作全冠修复。

治疗步骤(图 7-149~ 图 7-155):

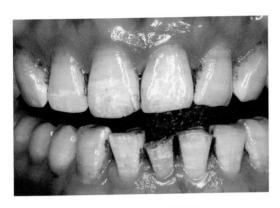

图 7-149　术前唇面像

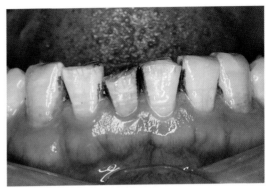

图 7-150　41 切端 1/3 折断,牙体变色

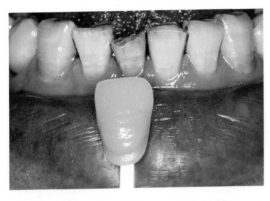

图 7-151　比色,选择 e.max LT A3 瓷块

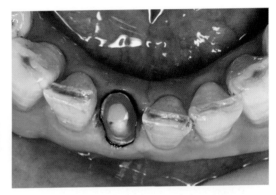

图 7-152　41 全冠牙体预备,肩台平龈缘

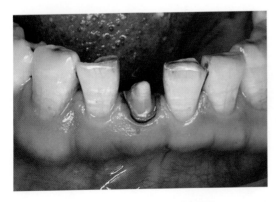

图 7-153　牙体预备后唇面观

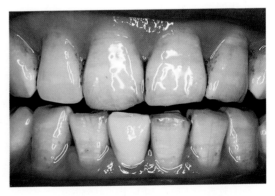

图 7-154　制作完成修复体,试戴

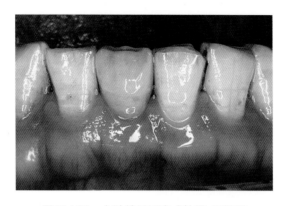

图 7-155 上釉结晶后完成粘接,唇面观

（杨雪超 包旭东 韦婉荃 陈 斌 赵世勇）

参考文献

1. Brostek AM, Bochenek AJ, Walsh LJ. 微创牙科学:文献回顾与最新进展. 上海口腔医学, 2006, 15(3):225-249

2. 刘欣, 刘琨, 侯本祥. 渗透树脂用于龋病治疗的研究进展. 北京口腔医学, 2012, 20(3):172-174

3. Sarita, Thumati P. Full Mouth Rehabilitation by Minimally Invasive Cosmetic Dentistry Coupled with Computer Guided Occlusal Analysis: A Case Report. J Indian Prosthodont Soc. 2014, 14(Suppl 1):227-231.

4. Paris S, Meyer-Lueckel H, Kielbassa AM. Resin infiltration of natural caries lesions. J Dent Res, 2007, 86(7):662-666

5. Davila JM, Buonocore MG, Greeley CB, et al. Adhesive penetration in human artificial and natural white spots. J Dent Res, 1975, 54(5):999-1008

6. Meyer-Lueckel H, Bitter K, Paris S. Randomized controlled clinical trial on proximal caries infiltration: three-year follow-up. Caries Res, 2012, 46(6): 544-548

7. Peters MC. Strategies for noninvasive demineralized tissue repair. Dent Clin North Am, 2010, 54(3):507-525

8. Phark JH, Duarte S Jr, Meyer-Lueckel H, et al. Caries infiltration with resins: a novel treatment option for interproximal caries. Compend Contin Educ Dent, 2009, 30(3):13-17

9. Chu CH. Treatment of early childhood caries: a review and case report. Gen Dent, 2000, 48(2):142-148

10. Chu CH, Chow TW. Esthetic designs of removable partial dentures. Gen Dent, 2003, 519(4):322-324

11. Chu CH, King NM, Lee AM, et al. A pilot study of the marginal adaptation and surface morphology of glass-cermet cements. Quintessence Int, 1996, 27(7):493-501

12. Chu CH, Lo EC, You DS. Clinical diagnosis of fissure caries with conventional and laser-induced fluorescence techniques. Lasers Med Sci, 2010, 25(3):355-362

13. de Freitas AR, de Andrada MA, Baratieri LN, et al. Clinical evaluation of composite resin tunnel restorations on primary molars. Quintessence Int, 1994, 25(6):419-424

14. Mount GJ. Minimal intervention dentistry: rationale of cavity design. Oper Dent, 2003, 28(1):92-99

15. Ratlege DK, Kidd EAM, Treasure ET. The tunnel restoration. Br Dent J, 2002, 193(9):501-506

16. Hunt PR. A modified class II cavity preparation for glass ionomer restorative materials. Quintessence Int, 1984, 15(10):1011-1018

17. Knight GM. The use of adhesive materials in the conservative restoration of selected posterior teeth. Aust Dent J, 1984, 29(5):324-331

18. Kinomoto Y, Inoue Y, Ebisu S. A two-year comparison of resin-based composite tunnel and Class II restorations in a randomized controlled trial. Am J Dent, 2004, 17(4):253-256

19. Wiegand A, Attin T. Treatment of proximal caries lesions by tunnel restorations. Dental Materials, 2007, 23(12):1461-1467

20. Pyk N, Mejara I. Tunnel restorations in general practice. Influence of some clinical variables on success rate.

Acta Odontol Scand, 1999, 57 (4): 195-200

21. Papa J, Cain C, Messer HH, et al. Tunnel restorations versus Class II restorations for small proximal lesions: A comparison of tooth strengths. Quintessence Int, 1993, 24 (2): 93-98

22. Chu CH, Zhang CF, Jin LJ. Treating a maxillary midline diastema in adult patients: a general dentist's perspective. J Am Dent Assoc, 2011, 142 (11): 1258-1264

23. Holst A, Brannstrom M. Restoration of small proximal dentin lesions with the tunnel technique. A 3-year clinical study performed in Public Dental Service clinics. Swed Dent J, 1998, 22 (4): 143-148

24. Horsted-Bindslev P, Heyde-Petersen B, Simonsen P, et al. Tunnel or saucer-shaped restorations: a survival analysis. Clin Oral Invest, 2005, 9 (4): 233-238